Marion Jettenberger

Tierapeut Piccolino

Kleiner Hund mit großer Wirkung

Einblicke in die tiergestützte
Intervention & Therapie

Manuela Kinzel Verlag

Impressum:

Manuela Kinzel Verlag
73037 Göppingen
Tel. 07165 / 929 399

info@manuela-kinzel-verlag.de
www.manuela-kinzel-verlag.de

1. Auflage 2021

ISBN 978-3-95544-153-1

Inhalt

Vorwort

Liebe Leser*innen,

Tiere, insbesondere Hunde wie mein Piccolino, sind für mich in meiner tagtäglichen Arbeit nicht nur Assistenten, sondern oft DIE Türöffner – oder Herzöffner – sowie die Brücke direkt zum Herzen der Menschen, die ich begleite. Sei es bei der hochbetagten Dame im Pflegeheim, der demenziell erkrankten Seniorin in der Tagesstätte, einem bald Sterbenden im Hospiz oder auf der Palliativstation, bei trauernden Zurückgebliebenen und betroffenen Angehörigen. In den letzten Jahren durfte ich viele Begegnungen und emotionale Augenblicke mit meinen Hunden im täglichen Einsatz erleben. Begegnungen, die nicht selten unter die Haut gingen und mich immer und immer wieder aufs Neue berühren. Dabei beobachte ich unaufhörlich einen Effekt, der ohne Hund so nicht „herstellbar" oder „machbar" wäre. Es sind Momente, in denen die zu Begleitenden Wohlbefinden verspüren können und in solchen Situationen Lebensfreude erleben, in denen scheinbar gar nichts mehr hilft. Piccolino wird dann zum weltbesten Zuhörer, Seelenstreichler, liebevollen Trostspender, Freund und Wegbegleiter. Er schenkt Zuversicht und Hoffnung. Diese heilsame Wirkung bei den Begegnungen ist für mich inzwischen unbestritten, erlebe ich diese beständig seit Jahren. Piccolino und ich möchten Ihnen über diese Erfahrungen berichten, Einblicke in die tiergestützte Intervention und Therapie ermöglichen und viele Impulse, Ideen, Tipps & Tricks für Einsätze an die Hand geben. Im Text finden Sie auch Ziffern, von B1 bis B6, die zur Bezugsquelle am Ende des Buches führen, um schnell und unkompliziert das jeweilige Einsatz-Material zu finden.

Von Herzen alles Liebe & Gute wünschen
Tierapeut Piccolino und Marion Jettenberger
marionjettenberger@gmail.com

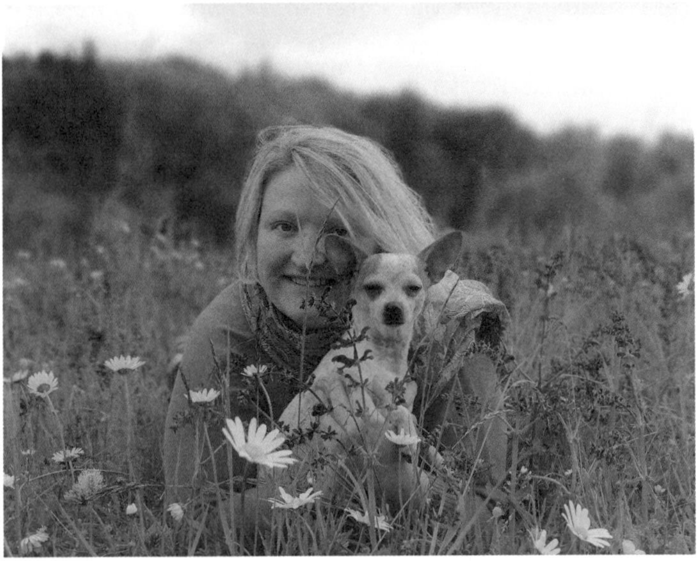

Tierapeut Piccolino kommt zu Wort

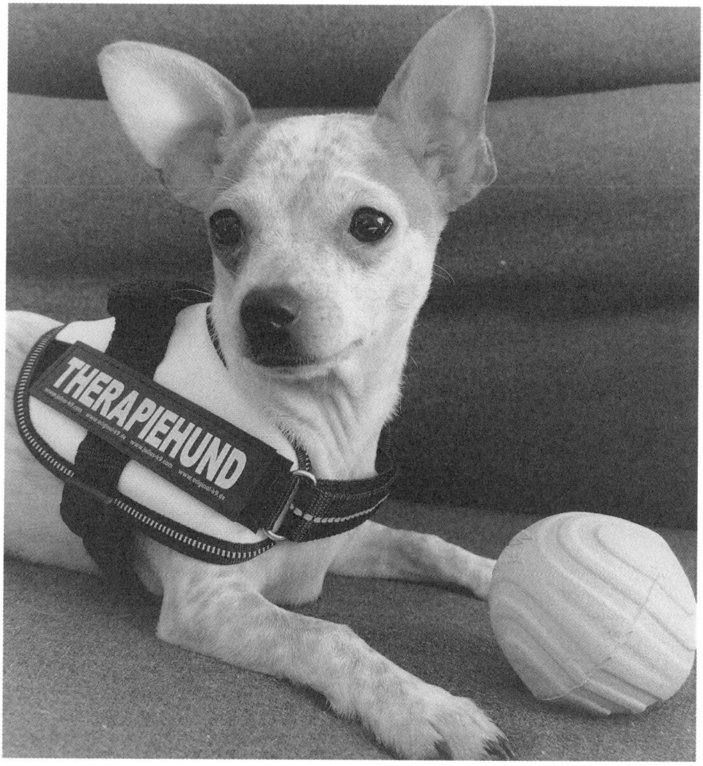

Piccolino: *Ich bin ein Tierapeut. Ja, das ist kein Schreibfehler, TIERAPEUT. Frauchen sagt nämlich, wir sind oft die einzigen, die diese Menschen – ohne Rezept, ohne der Frage danach, ob Kassen- oder Privatpatient, ohne vorherige Abfrage von Diagnosen, Problemen, ohne den ständigen Blick auf die Uhr – einfach „nur" besuchen und „nur" da sind, unser Gegenüber so annehmen, wie er/sie ist. Wir schauen,*

was er/sie braucht, was sich positiv und heilsam auf diese Menschen auswirken kann. Frauchen sagt dazu auch noch, ich sei die beste Medizin für diese Menschen, rezeptfrei und ohne Nebenwirkungen.

Warum TIERAPEUT Piccolino?

TIERAPEUT stellt nicht nur ein Wortspiel dar, denn Piccolino hat Eigenschaften, die ich mir von einem guten THERAPEUTEN genau SO wünschen würde.

Er ist nicht nur ehrlich, aufrichtig und empathisch, vor allem bewertet und urteilt er nicht. Piccolino wertet nicht mal mit seinem Blick, wie manch Mensch es tut, so sehr diese es auch zu verstecken versuchen. Piccolino nimmt sein Gegenüber so an, wie er/sie ist. Er hört einfach nur zu und erzählt auch nicht direkt von sich, wie manch „gute Freunde" es tun. Der Tierapeut spricht auch nicht von seiner Erfahrung oder seinem Fachwissen zum Thema wie manch Therapeut. Obendrein ist er dabei auch noch absolut diskret, sodass Schweigepflichterklärung und/oder Entbindung hier kein Thema sind. Piccolino wirkt außerdem schon allein durch seine Anwesenheit heilsam, indem er Stressabbau fördert und Entspannung ermöglicht. Er kommuniziert fast ausschließlich nonverbal, spiegelt jedoch seinem Gegenüber genau dessen Verhalten und Stimmung, was zu wertvollen Erkenntnissen führen kann. Und nun kommt das Highlight: Bei Piccolino ist Körperkontakt – im Gegensatz zum Therapeuten/Psychologen – nicht nur nicht verboten, sondern sogar erwünscht! Denn streicheln, kuscheln, Nähe und Wärme gehören bei der TIERAPIE automatisch dazu, der Tierapeut fordert sich diese Nähe quasi mit seinem begeisterten, mitreißenden Schwanzwedeln, einem sanften Stups mit der Schnauze, einer Berührung mit der Pfote, einem leisen Winseln und einem unwiderstehlichen Hundeblick ein. Und das Beste: Er macht das alles REZEPTFREI, schaut dabei nicht auf die Uhr, ob die Sitzung schon vorüber ist UND er unterscheidet nicht zwischen Kassen- und Privatpatienten.

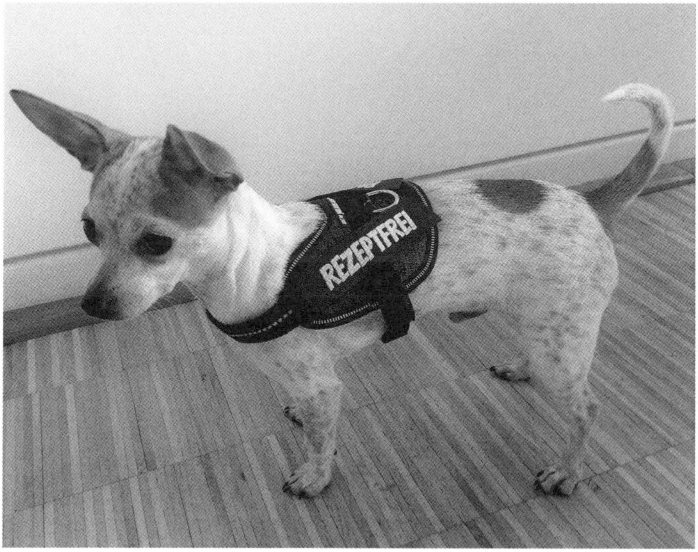

Meine Begleiter*innen/TIERAPEUTEN

Piccolino: *Bevor ich zu Frauchen kam, lebten und arbeiteten dort schon andere Hunde, sie sind aber jetzt schon im Himmel und ich bin hier der Chef. Schau selbst, da auf meinem Schild steht: Ich darf alles!*

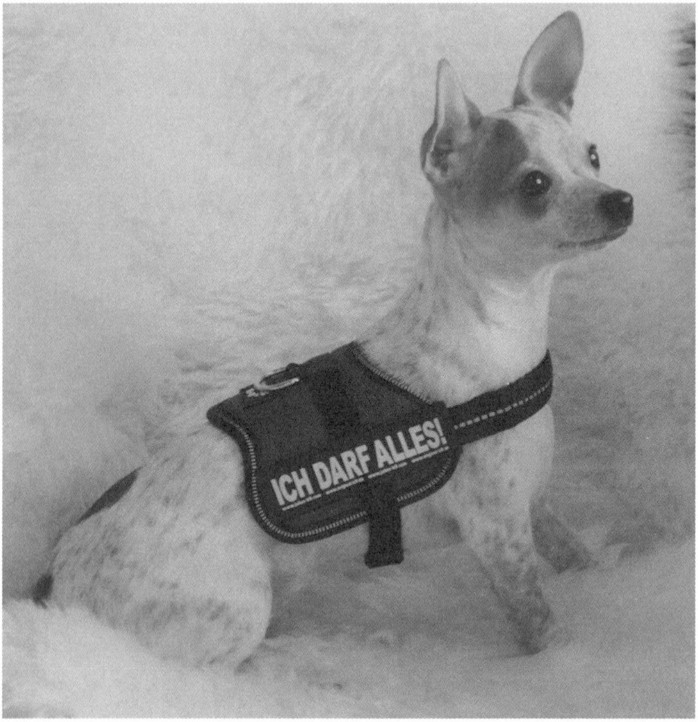

Zunächst möchte ich meine bisherigen Begleiter auf 4 Pfoten vorstellen.
Hexi, eine Golden-Retriever Hündin vom Züchter, hat mich als erste begleitet. Damals, als staatlich anerkann-

te Heilerziehungspflegerin, arbeitete ich mit Menschen mit psychischer Erkrankung sowie geistiger Behinderung. Das ist inzwischen soooo lange her, dass es nicht einmal digitale Fotos dazu gibt – leider. In diesem Wohnheim und später auch in einem Kinderheim – mit schwer traumatisierten Kindern – begleitete mich meine Terrier-Mix- Hündin Lu als Co-Therapeutin. Dort gab es noch weitere Tiere wie Pferde, Hühner, Brillenschafe, Katzen, Hasen, Vögel usw., für deren Versorgung wir pädagogische Mitarbeiter gemeinsam mit den Kindern und Jugendlichen im Rahmen eines tiergestützten Konzeptes zuständig waren. Zu meinem Bereich gehörten neben den Katzen und Hasen eine Herde Brillenschafe. Damals konnte ich meine ersten grundlegenden und prägenden Erfahrungen in tiergestützter Intervention machen. Gemeinsam mit den Kindern kümmerte ich mich um die Tiere, wenn sie krank waren. Auch schliefen wir im Stall, wenn ein Lämmchen erwartet wurde. Gerade für diese Kinder mit schwersten Traumata und Bindungsstörungen waren die unvoreingenommenen Tiere heilsam. Sie lernten u.a. wieder, dass sie jemand genau so annimmt, wie sie sind, sie bauten Beziehungen auf, schenkten einem Lebewesen wieder Vertrauen und übernahmen Verantwortung für ihr Schaf oder ihren Hasen.
Lu, meine Terrier-Mix-Hündin aus einer Tonne aus Spanien, und ich zogen weiter. Sie begleitete mich zunächst in der Behindertenhilfe, dann in die Psychiatrie, während meiner Qualifikation zur Kunsttherapeutin, dann in die Suchtberatung & Suchttherapie, später in der Begleitung von HIV-Positiven und Aidserkrank-

ten, danach in der stationären Altenhilfe und schließlich im hospizlichen Kontext. Auf dem Foto sehen Sie Lu neben den Händen meiner Oma. Die beiden wurden dicke Freundinnen und schauen inzwischen bestimmt auf Piccolino und mich und unsere Arbeit herunter. Nachdem Lu gestorben war, brauchte ich lange, mich wieder einem Hund zu öffnen.

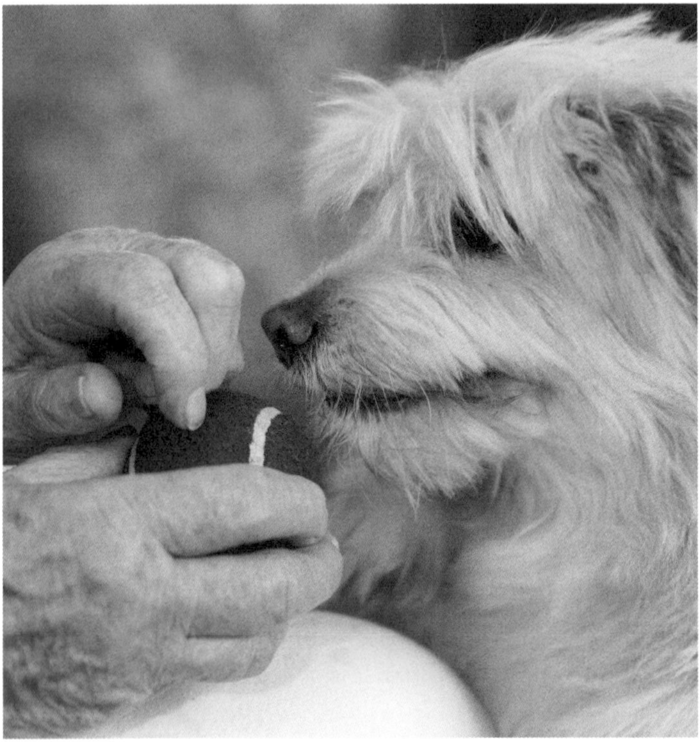

Wahrscheinlich wäre sogar ein NIE daraus geworden, wenn nicht Maxl in mein Leben gefunden hätte, sich mich ausgesucht hätte, weil er übrig blieb, nachdem sein Frauchen, eine meiner Patientinnen, verstarb.

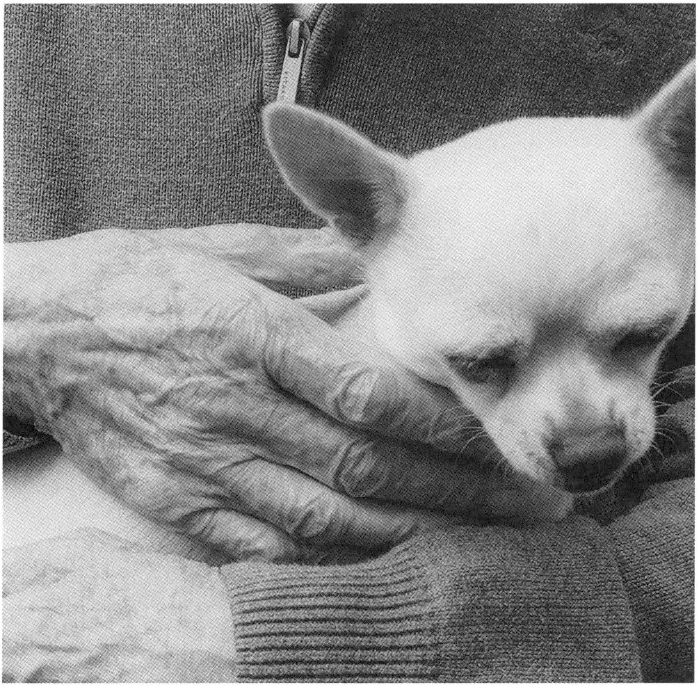

Er war ein ganz ruhiger, entspannter schneeweißer Chi-Mix, der viele Menschen mit Genuss mit Liebe, Kuscheln, Nähe und Wärme versorgte, wie Sie, liebe Leser, im Bild sehen können. Leider kam er bei einem Unfall plötzlich ums Leben.

So fand dafür Piccolino, der kleine Wirbelwind, zu mir. Er hat einen völlig anderen Charakter, obwohl er auch ein Chi-Mix ist. Er kam aus einer polizeilichen Beschlagnahmung zu mir und wir arbeiten seither, ja vom ersten Tag an, als er nur 598 g wog, gemeinsam im Hospizdienst. Heute wiegt er 3,8 kg, ist immer noch ein Zwerg, aber mit großartigen Fähigkeiten!

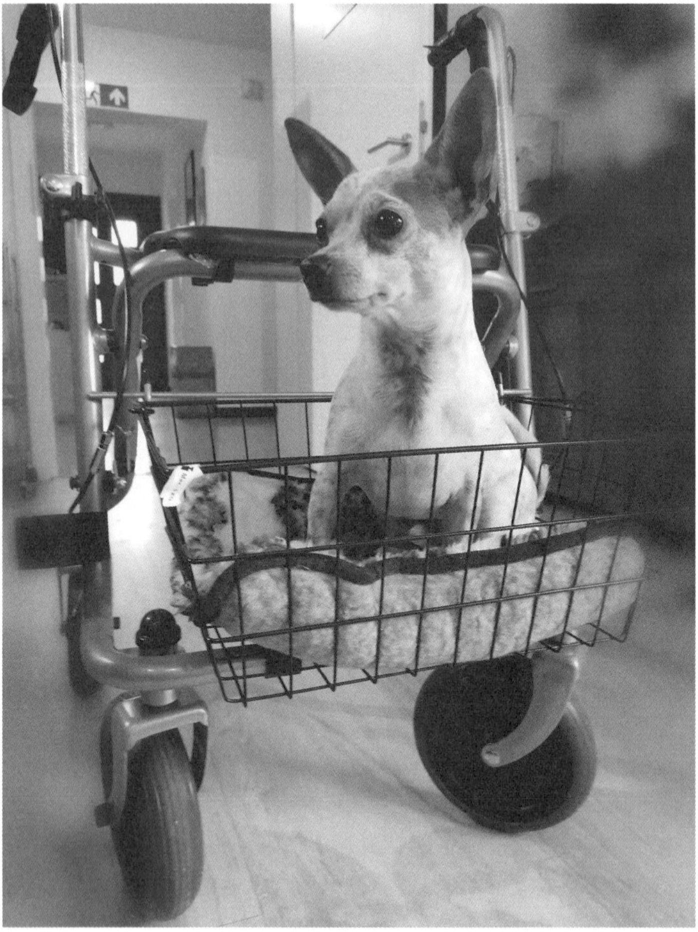

Meine Fach- und Arbeitsbereiche

In meiner Arbeit mischen sich die Fachbereiche

- Tiergestützte Pädagogik (TGP)
- Tiergestützte Therapie (TGT)
- Tiergestützte Demenzbetreuung (TGDB)
- Tiergestützte Hospizbegleitung & Palliative Care (TGHB & TPC)

... ich nenne es oft einfach nur tiergestützte Intervention (kurz TGI) oder tiergestützte Arbeit, weil uns, die wir mit Tieren arbeiten wollen, das ALLE verbindet:
Sei es der Ehrenamtliche, der, nachdem er eine Hospizbegleiter-Qualifikation gemacht hat, einfach „nur" seinen Hund, der einen guten Grundgehorsam hat, mit in seiner Hospizbegleitung einbindet.
Sei es der Sozialarbeiter, der zusätzlich eine teure Qualifikation in tiergestützter Pädagogik gemacht hat.
Sei es der examinierte Altenpfleger, der seit vielen Berufsjahren täglich seinen Hund mit dabeihat oder ob er die Hasen im Altenheim versorgt und in seine Arbeit mit einbindet.
Sei es die pflegende Angehörige, die den Hund des Zu-Pflegenden mit bei ihm lässt, ihn mitversorgt, weil sie um die heilende Wirkung weiß.

Warum schreibe ich das hier am Anfang des Buches?
Weil mir das MITEINANDER im Bereich tiergestützte Arbeit so fehlt!

Weil die unterschiedlichen Berufsgruppen, das Haupt- und Ehrenamt, die unterschiedlichen Hundeschulen sowie Therapiehunde-Schulen seit geraumer Zeit eher gegeneinander anstatt GEMEINSAM arbeiten – egal in welchem Fachbereich. Das ist nicht im Sinne unseres Klientels, denn UM SIE GEHT ES DOCH AUCH, um unsere zu Begleitenden.
Für mich macht es keinen Unterschied, ob Haupt- oder Ehrenamt, ob pädagogische oder therapeutische Fachkraft, ob Begleithunde-Prüfung, Hundeführerschein, Wesenstest usw. DAS SIND FÜR MICH KEINE KRITERIEN FÜR EINE FACHKRAFT FÜR DIE TGI.
Für mich ist es wichtig, dass sich der Mensch mit seinem Hund/Tier[1] auseinandersetzt, sich ins Thema des Faches TGI vertieft und schult, um rechtlich, hygienisch, tierschutzrechtlich usw. auf der sicheren Seite zu sein, um den Menschen, um den es geht, zu begleiten. Auch die Selbstreflexion und das Aneignen von Fachwissen über Seminare und Bücher gehört dazu, ebenso ein regelmäßiges gemeinsames Training mit dem Hund.
Vor allem die Selbstreflexion, der reflektierte Einsatz am Menschen, und der Blick auf alle 3 Teilnehmer bei der Begegnung/TGI – das macht den Menschen dann zur Fachkraft in tiergestützter Intervention – gerne

---

[1] Im Folgenden wird zwar im Text nur noch von HUND die Rede sein, es gilt jedoch für ALLE Tiere im Einsatz. Auf Seite 53 - 57 komme ich auch noch zu anderen Tierarten.

auch durch die menschliche Vorqualifikation in den bestimmten Bereichen.
Meine Rollen mischen sich zum Beispiel auch, weil ich zum Teil in der Rolle als Pädagogin (staatlich anerk. Heilerziehungspflegerin), als Therapeutin (u.a. klinische Kunsttherapeutin & Heilpraktikerin PSY), als Palliativfachkraft & Hospizkoordinatorin oder aber auch ehrenamtlich mit Hund unterwegs bin.
Lasst uns doch einfach alle unser Ziel, den zu Begleitenden, im Auge behalten! Und das miteinander, nicht gegeneinander!

Wirksamkeit tiergestützter Arbeit

Gib dem Menschen einen Hund
und seine Seele wird gesund.
Hildegard von Bingen

Dieses Zitat von Hildegard von Bingen beschreibt meine Haltung und Erfahrung zur tiergestützten Intervention & Therapie, insbesondere mit Hunden (aber auch mit anderen Tieren wie Katzen, Hühner, Ponys usw.). Ich erlebe diese Heilsamkeit täglich in der Begegnung von Mensch und Hund. Dabei ist die tiergestützte Intervention vielseitig und individuell anwendbar. Einsätze mit einem Tier können unter spezifischen Bedingungen bewirken, dass positive Verände-

rungen, eine Leidensverminderung oder Heilung eintritt – sogar nur durch die Anwesenheit eines Hundes, wie das Beispiel aus meiner palliativen Praxis zeigt.
Ich wurde als Palliativfachkraft & Hospizkoordinatorin in eine Familie gerufen, in der die Mutter von drei kleinen Kindern mit 39 Jahren mit Brustkrebs im Endstadium um palliative Begleitung bat. Mir graute es, denn die Frau war genau so alt wie ich, hatte drei kleine Kinder, einen ebenfalls jungen Ehemann und die Mutter der Erkrankten war zugegen.
Ich kam dort an, alle waren da, doch irgendwie sagte kaum jemand etwas. Ich weiß noch, wie ich dachte: ‚Na bravo, mir wird es schlecht.' Aber genau in dem Moment begann Piccolino mit den Kindern zu spielen, er machte einen Trick nach dem anderen vor, weil der 3-jährige Junge eine Brezel in der Hand hielt, in der Hoffnung, er bekomme auch etwas ab. So spielte er sein ganzes Kunststück-Repertoire ab, was er draufhat: Sitz, Platz, dreh dich, Pfötchen, Rolle usw. Puuuuh! Ideal: Piccolino, der winzige Clown, rettete uns alle, indem er diese schrecklich belastende, wortkarge Situation in eine Leichtigkeit für uns alle umwandelte, denn alle mussten plötzlich lachen, obgleich dieser spontanen Zirkusvorführung. Dadurch lachten wir erst einmal und wir sprachen zuerst über Piccolino und tasteten uns dann langsam an die schweren Themen heran.

Dieses Beispiel zeigt wunderbar, wie die zunächst bloße Anwesenheit des Hundes und die automatisch und

nicht einmal gezielt entstehende Interaktion wirken kann.

Für die Kinder wurde Piccolino zu einem Freund, der sie in einer schweren Zeit der Trauer begleitete, ja oft zum Lachen brachte, mit ihnen kuschelte, dem sie alles erzählen konnten, denn die Mutter baute täglich ab und starb bereits 3,5 Wochen nach meinem ersten Besuch bei ihr. Die Kinder besuchten wir weiterhin und wurden so zur Brücke in dieser Abschieds- und Trauerphase. Piccolino „spielte" seine Rolle als Seelentröster & Trauerbegleiter.

Auch der Psychoanalytiker Sigmund Freud und sein Kollege C.G. Jung wussten bereits um die Heilsamkeit von Hunden im therapeutischen Setting. So weiß man seit langem, dass sie ihre Hunde mit in die Therapien genommen haben. Von Freud gibt es hierzu zahlreiche alte schwarz-weiß Fotos mit seinem Hund im Arbeitszimmer.

Verantwortlich für diese Wirkung ist das sogenannte Oxytocin. Oxytocin, auch bekannt als das Kuschelhormon oder das Bindungshormon, spielt eine zentrale Rolle, wenn es um das Wohlbefinden geht. Kommt also Piccolino in seiner herzlich quirligen Art um die Ecke, ist er besser als jeder Klinik-Clown. Er stupst den Klienten an, sodass er animiert wird, den Hund zu streicheln. Dieses Streicheln, diese Berührung löst eine Oxytocin-Ausschüttung aus und fördert so das Wohlbefinden.

Eine Studie der University of Uppsala in Schweden hat sich mit dem Verhältnis vom Kuschelhormon Oxytocin und Stress beschäftigt und konnte herausfinden, dass der Neurotransmitter mildernd auf die so genannte HPA-Achse im Gehirn wirkt, an deren Ende die Ausschüttung des Stresshormons Cortisol steht. Auf physiologischer Ebene sorgt Oxytocin also dafür, dass Stress bzw. die Folgen von Stress reduziert werden können und man sich entspannter fühlt. (1) Aber auch im Gehirn hat der Neurotransmitter eine zentrale Funktion und verbessert, wenn er ausreichend vorhanden ist, das Wohlbefinden.

Oxytocin wird wegen seiner positiven Wirkung auf das Sozialverhalten bereits seit längerem als Medikament gegen bestimmte Symptome von Autismus oder Schizophrenie diskutiert. „Von jetzt an sollten wir auch darüber nachdenken, wie sich Oxytocin als Schmerzstiller therapeutisch einsetzten lässt“, so Prof. Dr. Valery Grinevich der Abteilung für Neuropeptidforschung in der Psychiatrie in Mannheim in den aktuellen Ergebnissen seiner Studie. (2)

Ich möchte keine weiteren Studien aufzeigen, welche die Wirksamkeit beweisen, erlebe ich diesen heilsamen Effekt doch tagtäglich in meiner Arbeit. Davon möchte ich berichten. Von dieser Wirkung, diesem Effekt in verschiedenen Situationen beim Menschen, welcher mich selbst immer wieder überrascht, begeistert und bestätigt.

Piccolino wirkt sich nachweislich positiv auf die Gefühlswelt von Menschen aus, denn er ist ein unvoreingenommener, bedingungsloser und wertfreier Wegbegleiter. Letzteres war in diesem nächsten Fall mit Frau T. wohl das Wichtigste.

Frau T. wird mir als verbitterte Seniorin, die nur schimpft und meckert und einen üblen Umgangston mit Pflegern und Betreuungskräfte anschlägt, angekündigt. In der Hoffnung, dass wir etwas bewirken können, sollen wir sie besuchen.

Während ich nur denke: ‚Oje oje, das kann was werden!', geht Piccolino unvoreingenommen ins Zimmer und begrüßt Frau T. freudig schwanzwedelnd.

Doch wer denkt, er spiegelt nicht, der irrt! Nur weil er unvoreingenommen ist, heißt es nicht, er lässt sich alles gefallen oder akzeptiert jede Stimmung, die ihm entgegenschlägt! Doch sogar das war in diesem Fall auch schon wieder heilsam.

Bereits nach unserem dritten Besuch fragten die Pflegekräfte: „Was haben Sie mit Frau T. gemacht? Die wird ja immer freundlicher und zugänglicher."

Ich fand es selbst unglaublich, aber eigentlich ganz logisch. Ich stand anfangs irgendwie nur im Hintergrund. Sie benahm sich sogar zu Piccolino recht ruppig, der sich dann natürlich von ihr abwand. Ich erwähnte nebenbei, nur ganz kurz: „Sie müssen ihn freundlich wohlgesonnen rufen, dann kommt er!" Das verstand sie sogleich und begann ganz anders mit ihm zu sprechen. Als Piccolino ihr dann ganz nahe war und sie ihn streicheln konnte, standen ihr die Tränen in den Augen. Da war sie nicht mehr die verbitterte Alte, die keiner mag, weil sie sich selbst nicht mag.

Beobachtbare Wirkungen in meinen Einsätzen

Weiter kann ich durch den Einsatz von Piccolino nachfolgende Effekte und Wirkungen bei Patienten beobachten:

- Stabilisierung der emotionalen Befindlichkeit
- stimmungsaufhellende, antidepressive und sogar antisuizidale Wirkung
- Steigerung des Wohlbefindens und somit auch der Lebensfreude
- Verhinderung von Isolation und Rückzug
- Nähe, Intimität und Körperkontakt wird möglich
- motivierende und aktivierende Wirkung
- kommunikationsfördernde Wirkung
- negative Gedankenspiralen werden gestoppt
- Vergessen von Sorgen wird möglich
- Ablenkung im tristen Klinikalltag
- Reduktion von Angst
- Streitschlichtung und Vermittlung in Familienverbänden wird möglich
- Hoffnung und Zuversicht durch Trost
- verbesserte Fähigkeit sich zu entspannen und loszulassen
- Muskelentspannung sowie Abnahme von Spastik

- Linderung von Schmerzen
- Verbesserung der Fein- und Grobmotorik
- Senkung des Blutdrucks und der Herzfrequenz, gerade bei Wachkomapatienten

Beobachtbare Praxisbeispiele dieser absolut wirksamen und rezeptfreien Medizin:

MOTORIK und KOGNITIONSÜBUNGEN mit dem Hund

„… und dieses Dings, mit dem machen wir Motorik- und Kognitions-Übungen mit den Senioren. Wir haben 2 davon. Entweder ich apportiere die Dinger, damit der Mensch sie selbst reinlegt, oder wir machen zeitgleich ein Puzzle und schauen, wer schneller ist!“

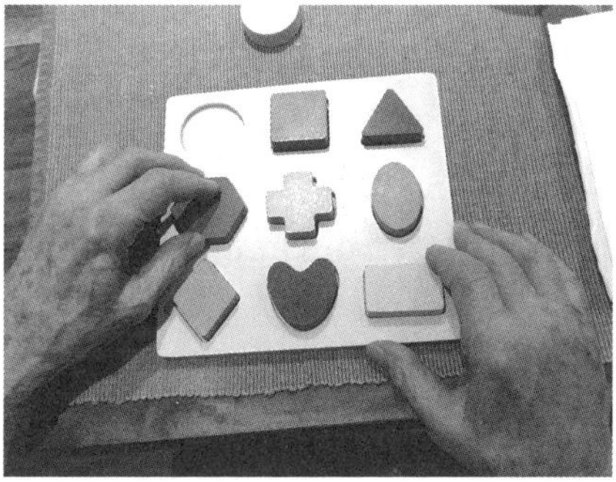

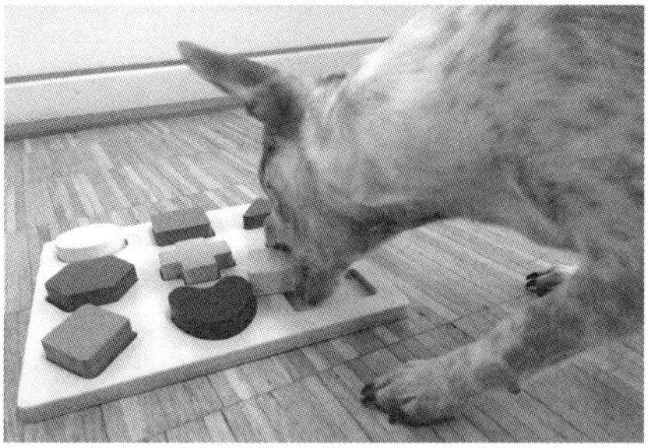

Muskelentspannung und Abnahme von Spastik

Plötzlich streichelte Herr T. Piccolino mit einer unwahrscheinlich entspannten und für seine Verhältnisse weit geöffneten Hand, um möglichst viel Streichelfläche zu erzielen.
Das war wirklich wie ein Wunder, wusste ich doch von den Physiotherapeuten und der Ergotherapeutin, wie verkrampft seine Hände und Arme sonst sind und dass sich die Handflächen, vor allem rechts, kaum öffnen ließen.
Beim nächsten Besuch holte ich die Ergotherapeutin dazu und siehe da, es war kein einmaliger Zufall. Auch diesmal war seine Spastik für seine Verhältnisse kaum merklich.

Linderung von Schmerzen sowie Hoffnung und Zuversicht

Piccolino: *Ich nähere mich Herrn T., komme schwanzwedelnd angetippelt. Frauchen hebt mich zu ihm hoch, ich stupse ihn vorsichtig an und winsele ein wenig. Da streckt er vorsichtig die Hand nach mir aus und streichelt mich, bis er wieder einschläft und seine Hand auf mir liegen lässt. Als er wieder aufwacht, sagt er: „Du bist ja noch da? Wenn Piccolino da ist, vergesse ich all meine Probleme und Sorgen. Manchmal spüre ich sogar keine Schmerzen mehr. Innerhalb von Sekunden scheint alles wie verwandelt und ich fühle mich ein-*

fach leichter, sorgloser, freier." Kurz darauf schläft er wieder ein. Er schläft inzwischen viel.

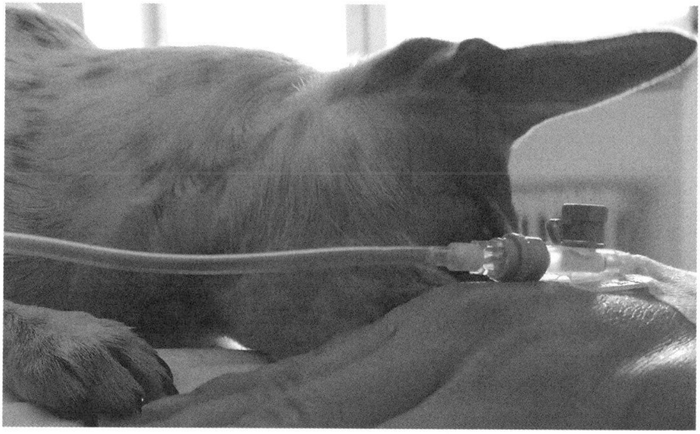

Motivierend und Aktivierend

Frau H. mag keine Physiotherapie. Doch ist diese seit ihrem Schlaganfall sehr wichtig und festes Programm dreimal wöchentlich. „Diese Tage mag ich gar nicht. Denn da steht die Therapeutin schon morgens zum Wasch- und Anziehtraining hier und danach sind diese ewig langen Gehübungen, wo mir doch jeder Schritt so schwerfällt!" Piccolino wird zum Motivator, wenn er schwanzwedelnd und winselnd auf ihrem Rollstuhl sitzt und sie bei den Gehübungen somit „anfeuert".

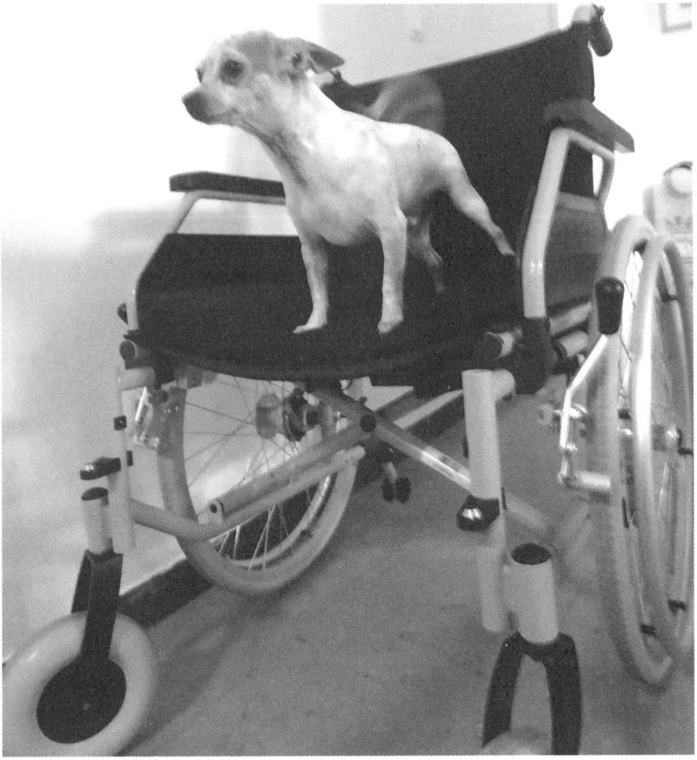

Beobachtbare Wirkung: „Kommunikationsfördernd"

Frau H. sprach seit ihrem Einzug vor etwa einem halben Jahr kein Wort, mit niemandem. Weder bei der Pflege noch während des Essens anreichen, auch nicht bei wohltuenden Therapien wie einer Handmassage oder Basaler Stimulation[2].

---

[2] Basale Stimulation ist ein therapeutisches Konzept und bedeutet die Aktivierung der Sinnes- und Wahrneh-

Ich dachte, ich lasse Piccolino einfach Kontaktliegen. Das machte er zunächst auch, aber der kleine Wirbelwind hüpfte auf einmal im Bett herum. Frau H. richtete den Blick deutlich auf seine Bewegungen, die Augen folgten ihm. Piccolino merkte dies und animierte sie im Sinne von „Spiel mit mir, komm, mach mit!" Sie fing daraufhin an, ihn zunächst zu streicheln. Dann sagte sie plötzlich: „Tut gut", was eher wie eine an Piccolino gerichtete Frage klang. Nach und nach sprach sie mit Piccolino immer mehr, mit mir und den Pflegekräften jedoch nicht. Wenn wir sie ansprachen, verstummte sie, aber mit Piccolino kommuniziert sie seither ohne Punkt und Komma.

Stimmungsaufhellende, antidepressive und antisuizidale Wirkung

Wohlbefinden und Lebensfreude steigern

Isolation und Rückzug verhindern

Der alte Mann, den wir nun schon oft besucht haben, sagt immer öfter: „Ich bete, dass ich am Abend einschlafen darf und unser Herrgott sich erbarmt, indem er mich am Morgen nicht mehr weckt und zu sich holt. " Seit Corona ist Herr H. noch einsamer, weil er durch die Kontaktminimierung fast schon isoliert lebt. So hat er sich seinen Lebensabend nicht vorgestellt.

---

mungsbereiche sowie Anregung primärer Körper- und Bewegungserfahrungen, was enorm wichtig für Menschen mit körperlicher, geistiger und seelischer Beeinträchtigung ist.

Piccolino: *Gut, dass ich ihm durch meine Besuche ein wenig Lebensfreude bringen kann! Er sitzt in seinem Sessel und wirft oben in mein Leckerli-Rohr etwas Feines rein und ich warte unten an der Öffnung und schnappe es mir zack!, wenn es rauskommt.*

Vergessen von Sorgen
Ablenkung vom tristen Klinikalltag
„Schön, dass Du anrufst, aber ich habe nun gar keine Zeit. Ich habe Besuch von einem neuen, ganz kleinen Freund, der hier auf meinem Bett sitzt", sagt Frau U., die wir auf der Palliativeinheit besuchen, ins Telefon. Ich kann mir das Gesicht des Menschen am anderen Ende des Telefons vorstellen, wenn Frau U. sagt: „Ein neuer Freud, der bei mir im Bett sitzt." Aber Frau U. klärte die Situation schnell auf und nachdem sie aufgelegt hat, streichelt sie Piccolino und sagt zu ihm: „Künftig sage ich allen, sie dürfen nicht mehr anrufen, wenn du da bist. Ich will doch diese schöne, sorglose Zeit mir dir genießen!" Gesagt, getan! Die Angehörigen bekamen einen Plan mit einem Foto von Piccolino drauf, wann sie auf keinen Fall anrufen oder zu Besuch kommen dürfen.

Es ist schön zu sehen, welch große Wirkung dieser winzige Hund in vielerlei Hinsicht doch hat!

Wie wichtig es ist eine Aufgabe zu haben und wie emotional-positiv es sich auswirken kann, wenn die zu Begleitenden einem Hund etwas beibringen dürfen

und dadurch eine sinnvolle Beschäftigung erfahren, sehen Sie bei dem nachfolgenden Praxisbeispiel.

Endlich wieder im Dienst – wir hatten 2 Wochen Urlaub –, spaziert Tierapeut Piccolino freudig schwanzwedelnd neben mir her auf eine Palliativstation eines nahe gelegenen Krankenhauses. Da ruft eine im Rollstuhl sitzende Frau den Gang entlang: „Darf denn ein Hund in ein Krankenhaus?", während ihr eine andere im Rollstuhl sitzende Patientin, die uns schon kennt, antwortet: „Piccolino schon!" Dabei springt Piccolino ihr direkt auf den Schoß, hatte er doch seinen Namen gehört und sich an die Frau erinnert, denn die beiden kennen sich bereits. Doch heute sind wir bei einem anderen Patienten, Herr N. Auch ihn kennen wir schon und so spricht er, statt mich zu begrüßen, direkt Piccolino an: „Und, wie geht's dir heute?"
„Tja, da bin ich wohl abgeschrieben", sage ich etwas pikiert.
„Tja, die wirkliche Therapie und Arbeit macht ja auch Ihr Hund", sagt Herr N. „Sie sind zwar meine Therapeutin, aber wirklich heilsam für mich ist nur er hier." Dann beginnt er gleich mit der Übung, die wir/er Piccolino das letzte Mal beigebracht haben.
„Na, dann kann ich ja wieder gehen", schmunzele ich.
„Nein", sagt Herr N., „Sie können sich setzen, zuschauen und applaudieren!"
Das machte ich natürlich auch. Herr N. trainierte und trainierte und führte dann in den letzten Tagen seines

Lebens der ganzen Station stolz seine Kunststücke mit Piccolino vor.
In dieser Begleitung haben wir so viele Ziele erreicht! Neben Freude, Glück, Selbstwertstabilisierung, usw. hatte Herr N. vor allem Ablenkung im Klinikalltag sowie eine sinnvolle Aufgabe, eine unterhaltsame Beschäftigung und auch genug Motivation, um immer wieder aufzustehen, wenn Piccolino und ich zu Besuch kamen.

Einsatz- und Fachbereiche

Es gibt zahlreiche Einsatzmöglichkeiten in vielen Fachbereichen, in denen unsere Tiere mit uns wirken können. Einige davon, in denen ich tätig war, möchte ich hier kurz vorstellen.

Einsatz in Alten- und Pflegeheimen

Letztens waren wir wieder in einem Seniorenheim „zu Gast". Die Bewohnerinnen und Bewohner haben Aufgaben gegen Leckerchen für Piccolino erwürfelt. Dazu würfeln die Menschen und es gibt je nach gewürfelter Zahl eine Aufgabe für den Hund.
Beispiel: Wird die 1 gewürfelt, muss der Hund einen Gegenstand apportieren, bei 2 muss er Pfötchen geben, bei 3 durch einen Reifen hüpfen, bei 4 durch den Tunnel laufen ... Für jede Übung darf der Bewohner,

der gewürfelt hat, ihn loben und ihm ein Leckerchen geben.
Natürlich wurde er auch wieder ausgiebig gestreichelt und gekuschelt, sehr zur Freude der Hochbetagten.
Ein Therapiehund in einem Seniorenheim fördert, aktiviert und belebt die Senioren dort körperlich, geistig und seelisch.

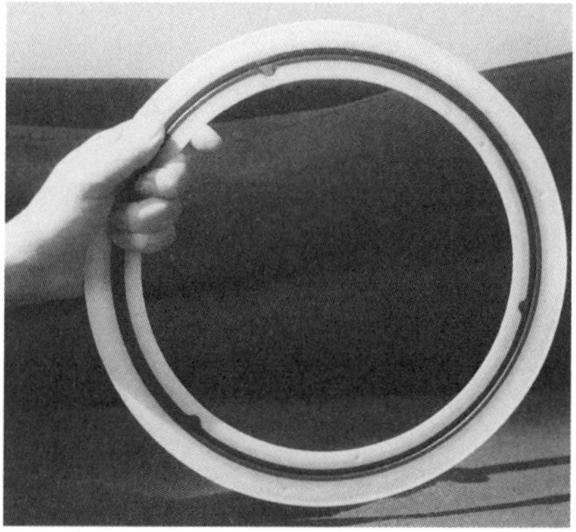

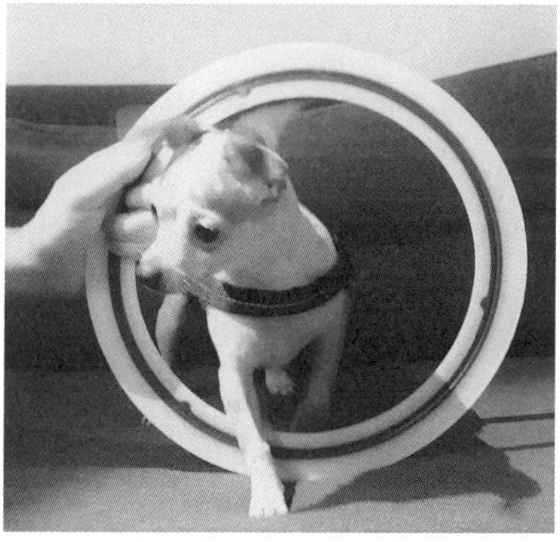

Der Sprung durch den Reifen fördert beispielsweise die Beweglichkeit – Motorik, weil der Hund die Bewohner dazu anregt, ihn zu streicheln, mit ihm zu spielen oder sogar mit ihm spazieren zu gehen.
Dabei sind sie durch den Hund so abgelenkt und gleichzeitig aktiviert, dass zuvor bestehende motorische Einschränkungen wie verschwunden scheinen.

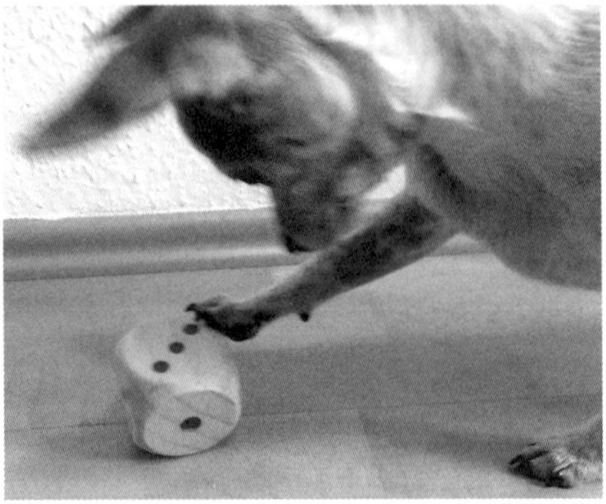

Auch die Kognition – Gedächtnisleistung – wird gefördert oder erhalten, wenn z.B. mit dem Hund gewürfelt, gerätselt usw. wird. So lernen die Bewohner u.a. auch verschiedene Hunde-Kommandos kennen, die sie aktiv mit Piccolino ein- und umsetzen.

Seelisch fördert und aktiviert der Hund durch Erinnerungs- und Biografiearbeit. Er weckt Emotionen und Erinnerungen an früher, an eigene Tiere. Somit wird besonders das Langzeitgedächtnis bzw. die Erinnerungsfähigkeit gefördert und wir lernen mehr über die Biografie des zu Begleitenden.

Einsatz bei Menschen mit Demenz

Es ist immer wieder überraschend, dass viele schwer demenziell erkrankte Bewohner sogar nach Tagen noch den Namen des Hundes wissen, obgleich sie den der Kinder, des Ehemann, der täglich helfenden Pflegerin und Betreuungskraft, ja ihren eigenen Namen manchmal sogar nicht mehr kennen. Das muss mit dem emotionalen Effekt, dem tiefen, berührenden Erlebnis zu erklären sein.

Doch manchmal ist es auch so, dass immer und immer wieder dieselbe Frage gestellt wird, wie Sie am Gespräch zwischen Frau L. und mir feststellen können.

Frau L.: „Ah, so ein süßer! Wie heißt er DENN?"
Ich: „Maxl."
Frau L.: „Und wie alt dieses Kätzchen?"
Ich: „1 Jahr."
Frau L.: „Ach, so jung noch!"
Ich nicke.
Kurze Pause.
Frau L.: „Wir kennen uns, gell? Du bist mein Schatz."
Dabei streichelt sie Maxl.
Frau L. schaut mich an und fragt: „Und wer sind Sie? Kennen wir uns?"
„Ja", sage ich und nicke.
Sie streichelt Maxl weiter und sagt:

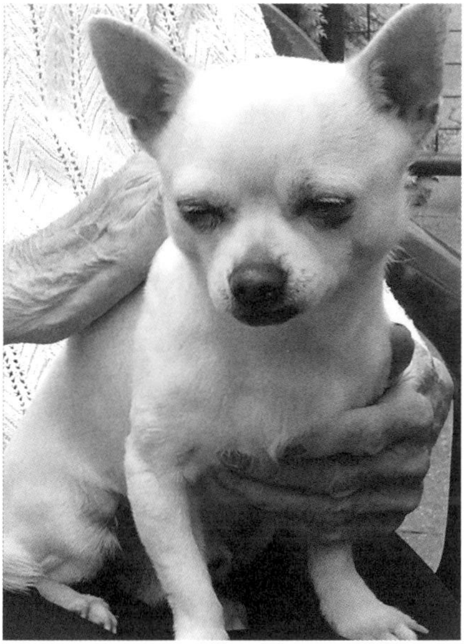

„Ach, schön, dass ich dich habe!"
Nach einer kurzen Pause:
„Wie alt ist das Kätzchen?"
Ich: „1 Jahr."
Frau L.: „So jung!"

Sie streichelt Maxl ausgiebig und fragt dann mich: „Und wer sind Sie jetzt?"
... und so ging es noch 2, 3 weitere Schleifen, immer wieder von vorne mit den immer selben Fragen. Wobei – kritisch fragte sie ja nur nach mir!
Den Namen des Hundes hatte sie nicht mehr parat, aber sie nannte ihn halt Schätzchen, Kätzchen usw.
Während sie mit ihm vertraut war, fragte sie mich noch etliche Male, was ich denn hier mache, was ich wolle und wer ich sei.
Bei Folgebesuchen gab es zwar auch immer wieder dieselben Gesprächsinhalte, aber ihr „Kätzchen" Maxl erkannte sie stets sofort wieder.

Einsatz bei Trauernden

Trauerfälle und Gründe für Trauer gibt es viele verschiedene, nicht nur wenn jemand verstorben ist, auch wenn Menschen alt, krank und/oder pflegebedürftig sind, sich durch einen Umzug ins Pflegeheim – wodurch sich viele „abgeschoben" und „von der Welt vergessen fühlen" – von ihrem eigenen Tier verabschieden müssen ... Dies bedeutet – zu dem Wohnungs- und Umgebungswechsel, der durch den Einzug in ein Heim geschieht – eine zusätzliche Belastung. Das ist oft ein schlimmer Verlust, der zusätzlich Trauer auslösen kann. Nicht zuletzt deshalb ist mir der Einsatz von Therapiehunden so wichtig. Wenn ich mir vorstelle, dass ich irgendwann in einem 15 qm-Zimmer an

ein Bett „gefesselt“ bin ... Oh mein Gott, hoffentlich kommt mich dann so eine Seele wie Piccolino mit seinem Herrchen oder Frauchen besuchen.
So besuchen wir viele traurige Senioren, die um verstobene Männer, Frauen oder Kinder trauern. Manche trauern auch um den Verlust ihrer eigenen Identität, weil sie mit dem Alterungsprozess und dem drohenden körperlichen und geistigen Verfall nicht zurechtkommen.

Frau Z. besuchen wir, weil sie sich mit ihren 98 Jahren keinen neuen Hund mehr holen will, obwohl sie immer selbst Hunde gehabt hat. Sie sagt mir mit Tränen in den Augen bei unserem ersten Besuch: *„Mei, wie schön, dass Sie kommen! Wissen Sie, vor 4 Jahren ist mein Mann verstorben, wir waren 67 Jahre verheiratet, dann vor 2 Jahren die Katze und nun auch noch mein Hund – jetzt bin ich ganz alleine!“*

Vor kurzem erreichte mich sogar eine DANKE-Mail einer Trauernden, die ich bis knapp 2 Jahre nach dem Tod ihres Mannes begleiten durfte.

„Liebe Frau Jettenberger,
ich bin so unheimlich dankbar, dass Sie und Ihre Hunde, erst Maxl und jetzt Piccolino, seit dem Tod meines Mannes an meiner Seite sind und immer Kontakt gehalten haben. Denn es ist leider so, dass kurz nach dem plötzlichen Tod alle da waren, selbst Menschen, die ich zuvor lange nicht sah, ihre Betroffenheit be-

kundeten, auch noch eine Zeit lang nach der Beerdigung. Doch dann, als es wirklich erst hart wurde, die Trauer erst richtig schlimm wurde, da verabschiedete sich einer nach dem anderen, es meldete sich kaum noch jemand und ich war allein mit meiner Trauer. Es ging mir zeitweise so schlecht! Auch ich zog mich zurück, denn ich fühlte mich nicht ernst genommen und für alle nur eine Last. Auch die Trauergruppe, die mir empfohlen wurde, war einfach nichts für mich, in dieser werden wesentlich ältere Menschen betrauert, das war einfach nicht stimmig für mich.
Doch Sie und Ihre Samtpfoten waren ein Lichtblick. Gerade an den speziellen Tagen wie dem Geburtstag von meinem Mann oder unserem Hochzeitstag und auch dem Todestag fragten Sie nach, kümmerten sich, ob ich versorgt sei, was ich tun würde. Vielen lieben Dank, Ihre Arbeit ist so wichtig! Sie halfen mir über die schlimmste Zeit mit Ihrem Beistand, dem kuscheligen Fell Ihrer Hunde, Ihrer Herzlichkeit und Wärme hinweg.
Ihre Eva M.“

Noch ein Beispiel – fast schon wieder zum Lachen – für eine hundegestützte Trauerbegleitung im Rahmen einer Trauergruppe:
Es gibt Situationen, da können keine Worte trösten, weil einfach alles so unsagbar schmerzlich ist. Lu konnte und jetzt darf auch Piccolino in diesen Momenten Tröster sein, vermutlich weil er nicht redet, sondern einfach nur da ist. Er ist vorbehaltlos, hört zu und

manchmal ist er auch einfach nur witzig. Scheinbar spürt er, wenn Menschen traurig werden, zu weinen beginnen. Dann klettert er aus seinem Bettchen raus, in dem er während der Trauergruppe liegt, tippelt zu der Person hin, schmiegt sich an, stupst den weinenden Menschen an, lenkt mit seinem Hundeblick und Gewinsel ab – und automatisch wird er dann gestreichelt. Da sagte damals einmal jemand zu Lu: „Wäre nur noch gut, er könnte gleich die Tempos bringen." Gesagt getan! Fortan brachte Lu die Tempos in einem Täschchen an, sobald wir mit dem Kommando „Tempo bitte" nach Taschentüchern verlangten. Das sprach sich nun seit Jahren bei allen Trauer- und Selbsthilfegruppen herum, sodass es zum „Running Gag" wurde und sich die „alten Hasen" der Gruppen mit Neulingen belustigten und diese vorwarnten: „Pass auf, wenn einer heult, was dann passiert!" So geschah es in den Stunden bei aller Ernsthaftigkeit immer wieder einmal, dass jemand begann zu weinen und die Teilnehmer den Hund mit „Tempo" aufforderten, diese zu bringen. Der Weinende in der Gruppe begann deshalb wenigstens kurz zu lachen, wenn Lu und heute Piccolino mit einem Speed um die Ecke rasten, als ginge es um Leben und Tod, um die Taschentücher zu bringen. Interessanterweise wusste meine alte Lu auch immer, WEM im Stuhlkreis sie diese bringen musste, ohne dass man es ihr deutete. Nach einem kurzen Lacher kümmerten wir uns dann meist jedoch wieder achtsam den weinenden Teilnehmer.

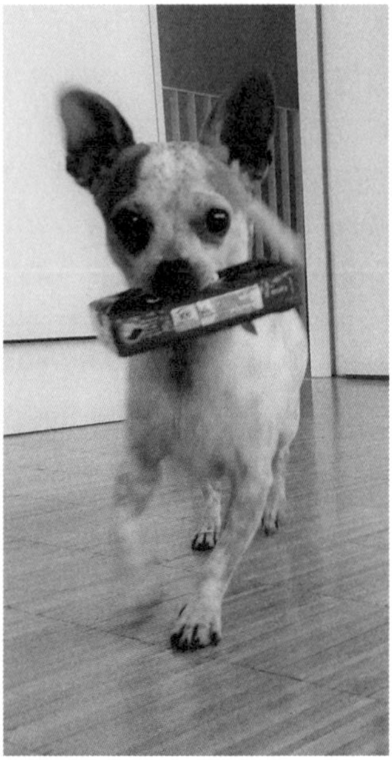
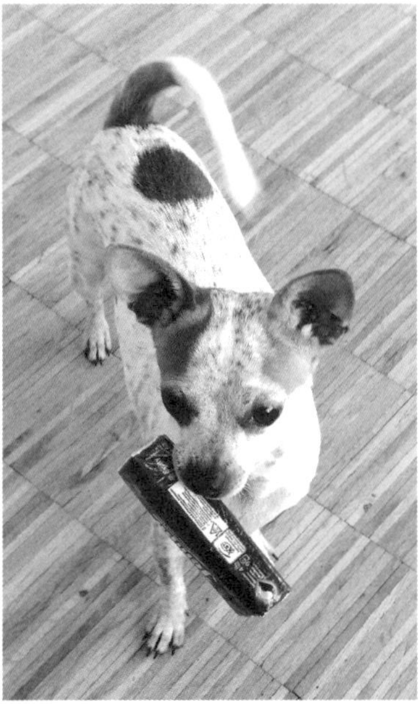

Die Geschwindigkeit von Piccolino und wie engagiert er mit den Tempos daherkommt, ist auch auf den Fotos zu sehen – da kann man doch wirklich nur mehr lachen.

Einsatz in der Sterbebegleitung – Palliative Care

Gerade wenn ich Menschen besuche, deren Lebenszeit begrenzt ist und von denen man kaum biografische Informationen hat, gibt das Zimmer manchmal Aufschluss. Herr Z., den ich mit der Information besuchen durfte, dass er nicht mehr lange habe, lag sehr unruhig in seinem Bett. Als ich mich umschaute, sah ich auf dem Regal ein Foto, offensichtlich von ihm mit einem

Hund. Dies musste die Krankenschwester entdeckt haben, als sie mich bat, ihn zu besuchen. Im Nachhinein erfuhren wir, dass Herr Z. ein Leben lang Hunde hatte. Als Piccolino und ich dort bei ihm ankamen, war er gefühlt bereits weit weg, er atmete jedoch unruhig und unregelmäßig. Ich legte ein weiteres Laken aufs Bett, lagerte Piccolino dicht an ihn und deutete ihm, ganz still bei Herrn Z. zu liegen und sich anzuschmiegen. Da öffnete Herr Z. seine Augen, legte seine Hand auf Piccolino, machte leichte Streichelbewegungen, so wie er es körperlich gerade noch hinbekommen hat.

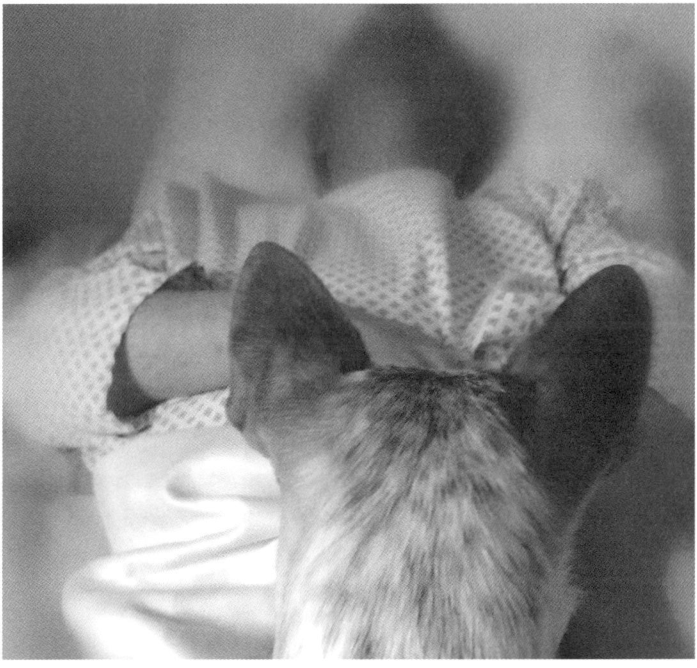

Das war ein berührender Moment, denn ich war mir sicher, er weiß genau, dass dieses Tierchen bei ihm liegt und ihn auf den letzten Metern seines Lebens begleitet. Sein Atem wurde ruhiger und er ist in der Nacht friedlich verstorben.

Herr S. weiß, dass er bald sterben wird. Er macht sich große Sorgen um seine Frau und die kleinen Kinder, die er zurücklassen muss. Als wir ihn besuchen, schleicht sich Piccolino mit seinem typischen leisen Getrippel hin zu seinem Sessel, in dem er immer sitzt und heute döst. Zärtlich schmiegt er sich an seine Beine und stupst ihn an. Herr S. öffnet schließlich die Augen und freut sich so sehr, dass ihm Tränen übers Gesicht rollen. „Schön, dass du da bist, ich hab auf dich gewartet." Seine Gesichtszüge entspannen sich augenblicklich. „Wenn Piccolino da ist", sagt er, „vergesse ich all meine Probleme und Sorgen. Innerhalb von Sekunden erscheint alles wie umgewandelt und ich fühle mich einfach nur glücklich!"

Manchmal braucht es keine Worte

Wenn Worte nicht mehr wichtig sind, sondern Dasein und Dableiben, wenn es Nähe und Wärme braucht, Begleitung und Halt wichtig werden, dann ist gerade Piccolino ein so wertvoller Begleiter, der unseren Patienten beisteht, wie es kein Mensch vermag.
DANKE, Piccolino, dass du mich täglich zur Arbeit begleitest und ich dann abends auch noch die „volle

Dosis Therapiehund" von dir habe! Du bist ein einfach ein Schatz!

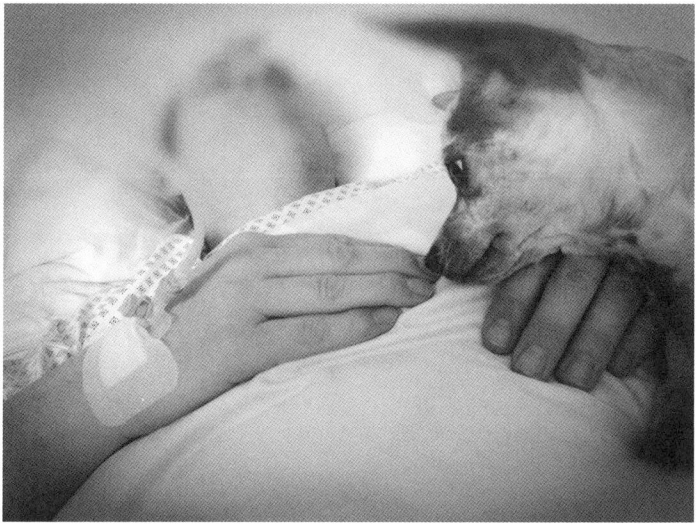

Einsatz bei Menschen mit Depression

Piccolino (damals Maxl) kann Menschen mit Depression aus ihrer Erstarrung locken, wie nachfolgendes Beispiel zeigt.
Als ich Frau W. das erste Mal mit Piccolino besuchte, reagierte sie rein gar nicht auf die vielfältigen Versuche des kleinen 1,5-jährigen Maxls zur Kontaktaufnahme. So sehr er sich bemühte, sie umgarnte, sich mit seinem Körper (in Katzengröße) an ihre Unterschenkel presste, um ihre Beine im 8er lief, sie anstupste, winselte und sie aufforderte, ihn zu beachten – nichts half. Maxl war irritiert und zog sich zurück. Ich dachte

schon, das wars. Aber offenbar war die Botschaft, die Maxl ihr gesendet hatte, doch angekommen, denn plötzlich war sie wie ausgewechselt und lockte ihn zu sich. Zunächst irritiert, ging Maxl nach einem kurzen Blick zu mir doch zu ihr. Zum Abschied küsste sie ihn sogar auf den Kopf.

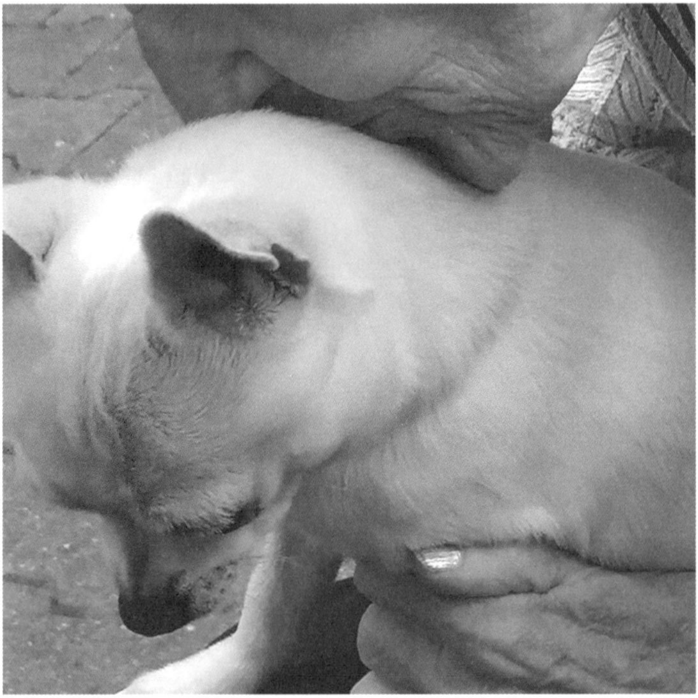

Es begann eine wunderbare Zeit der Begleitung einer an Depression erkrankten älteren Dame, deren Psychologen und Psychiater sie längst abgeschrieben hatten, sie sei austherapiert, es bringe alles nichts mehr, schließlich habe man bereits alles bei ihr probiert.

Herr M. lächelt wieder

Herrn M. besuchten wir in einer psychiatrischen Klinik. Was soll ich sagen? Ich erreichte ihn nicht, aber Piccolino öffnete sein Herz. Plötzlich lächelt da ein Mensch wieder, dem sein Lächeln aufgrund von schwerer Depression seit langem abhandengekommen ist. „Das kuschelige Fell, die Wärme, sein Blick ... Piccolino hat meinen Tag heute erhellt", sagte Herr M. bei unserem 2. Besuch bei ihm. Herr M. sagte, er sehe keine Farbe, es sei alles immer nur grau und dunkel. Doch wenn Piccolino da ist, scheint ein wenig die Sonne, er spüre sich, sein Leben, etwas Freude. Eine wunderbare Erfahrung für ihn und für uns.

Frau Z. steht wieder auf

Frau Z. ist seit Wochen in einer psychiatrischen Klinik, sie hat eine schwere Depression, kann sich zu nichts motivieren, möchte nur im Bett liegen. „Wenn Piccolino kommt, schaffe ich es aufzustehen und mich wenigstens ein wenig mit ihm auf den Gang zu begeben", so Frau Z. „Für alles andere fehlt mir die Kraft und Motivation." Wir halfen dem Team dabei, dass Frau Z. nach und nach auch wieder an Gruppen teilnahm, weil Piccolino sie begleitete, bzw. sie aus dem Bett lockte. Ihr Ziel ist es nun, wieder ganz gesund zu werden und selbst einen Hund zu haben.

Einsatz bei Aidspatienten

Gerade bei der Begleitung von Menschen mit AIDS habe ich unglaubliche Erfahrungen machen dürfen. Denn selbst heute noch ist eine AIDS Erkrankung häufig mit Isolation und Kontaktarmut verbunden. Gerade hier kam Lu den an Aids erkrankten jungen Männern immer wieder mit ihrer Herzlichkeit, Unvoreingenommenheit, ihrer aufrichtigen und ehrlichen Zuwendung und keinerlei Berührungsängsten entgegen. So viele Jahre durfte ich zuerst mit Lu, später mit Maxl und jetzt sogar mit Piccolino eine Wohngruppe mit HIV-positiven und schwer an Aids erkrankten Männern begleiten. In der Regel hatten sie kaum Kontakte, waren von ihren Familien verlassen, teils wegen der Erkrankung, teils auch schon vorher auf Grund ihrer Lebensführung, nämlich ihrer Homosexualität. Unlängst durfte Piccolino, er wog damals kaum 900 Gramm, einen der Männer auf der Palliativstation mit besuchen. Er war so gerührt vom Anblick dieses neuen kleinen Kerls, hatte er ja den Tod von Lu und auch den plötzlichen Tod von Maxl miterlebt, mich getröstet. Der Mann fragte, wenn ihm auch das Sprechen sehr schwerfiel, ob Piccolino nochmal zu ihm ins Bett reindürfe. Er streichelte ihn dann und sagte: „Gut, dass du bei deinem Frauchen bist. Sie erlebt jeden Tag so viele schlimme Sachen, so viele Tote und Trauernde. Gut, dass du bei ihr bist, das schenkt ihr Kraft!“ Er hat recht! Wahrscheinlich ist Piccolino auch meine beste Medizin und Therapie. Ich war sehr gerührt. Der

Mann küsste meinen Hund und mich noch einmal zum Abschied, waren wir nach so vielen Jahren mehr als nur Patient – Pädagogin/Therapeutin, nein, wir waren inzwischen Freunde! In der Nacht verstarb er und seine größte Sorge galt seiner kleinen Katze Zuhause, die wir bereits wieder gut bei der Züchterin hatten unterbringen können. So konnte er in Frieden einschlafen.

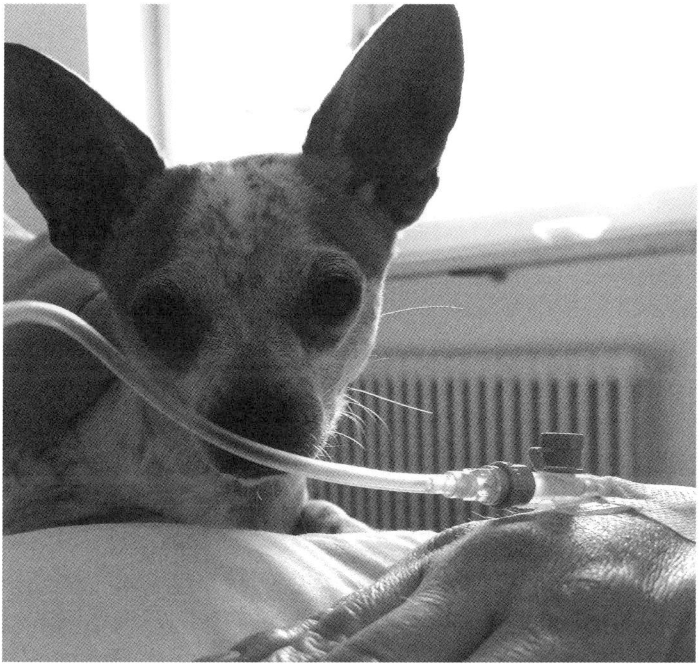

Einsatz bei onkologischen Patienten

Bei Hausbesuchen im psychoonkologischen Setting fällt mir immer wieder auf, wie wichtig diese kleine

Auszeit mit Piccolino im Alltag des Grübelns, der Angst und Sorgen rund um die Themen Therapienutzen oder Schaden sowie dem „Wie geht es weiter? Werde ich sterben? Was macht meine Familie ohne mich?“ ... ist.

Frau K. sagt beispielsweise, der Besuch von Piccolino sei der einzige Moment, in dem sie alles vergessen kann und sowas wie Freude, Glück, Liebe verspürt, dass sie sich wieder spürt, sich als Mensch, als Frau – nicht als „kranke, halbtote Hülle“, so ihre Worte.

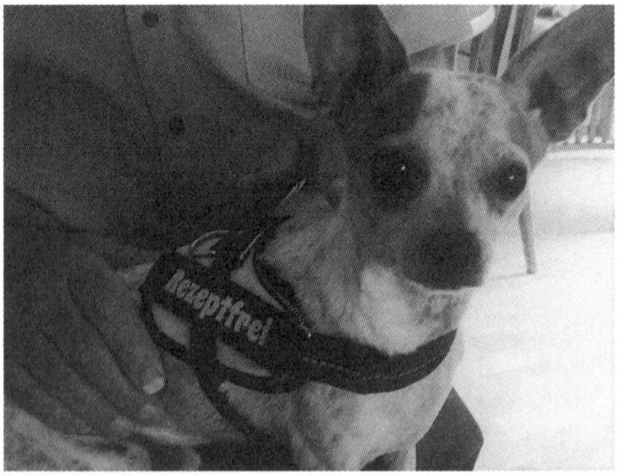

Auch Herr F. weint Tränen der Rührung, als wir ihn besuchen. „So glücklich war ich schon lange nicht mehr“, sagt er, während er Piccolino auf seinem Schoß sitzend streichelt und dieser, sobald er aufhört, deutlich zeigt, er solle weiter machen, indem er ihn mit seiner feuchten Schnauze anstupst oder sanft mit der Pfote berührt. „Sehen Sie das? Er will auch immerzu weiter gestreichelt werden!“ Seine Ehefrau sagt nach dem Besuch, während sie uns hinausbegleitet, wie schön es ist, wenn sie diese kurze Zeit der Sorglosigkeit bei ihrem Mann verspürt, wenn Piccolino ihn in eine „andere Welt“ entführt, weit weg von Krebs, Schmerz und Sorge!

Und gerade im onkologischen oder palliativen Kontext ist es so unsagbar wertvoll: **Piccolino stellt keine Fragen, auf die es keine Antworten gibt.**

Einsatz bei Kindern und Jugendlichen

Auch wenn ich inzwischen nicht mehr mit Kindern und Jugendlichen arbeite, gehören sie im Sinne einer ganzheitlichen Begleitung im onkologischen und auch palliativen Bereich oft automatisch mit dazu und profitieren ebenfalls von den tierischen Begegnungen.

Meine beiden Nichten Magdalena und Julia lieben meinen Piccolino wie schon seine Vorgänger. Dabei haben sie ihren ganz eigenen Tierapeuten-Garten bei sich Zuhause mit noch weiteren interessanten tierischen Begleitern. Diese kennen sie von klein auf, haben eine innige Bindung, trauern, wenn eines verstirbt, beerdigen es dann selbstverständlich usw. Dabei

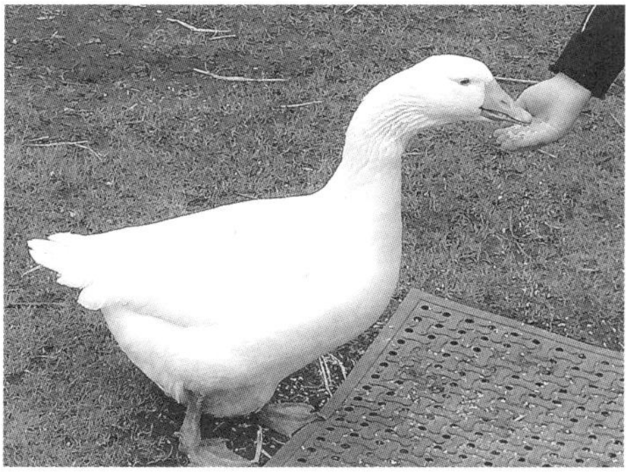

hat jeder so seine Lieblinge. Kinder lernen automatisch so viel im Zusammenleben mit Lebewesen. Sie wachsen und reifen durch die Verantwortung, die Versorgung und haben einen emotionalen, unvoreingenommenen Partner an ihrer Seite, gerade wenn es mal Streit mit Freunden und Geschwistern oder auch Ärger mit den Eltern gibt.

Magdalena, 11 Jahre, hat in schwierigen Situationen ihre Gans Emma, der sie alles erzählen kann: „Sobald ich mich auf die Schaukel im Garten setze, kommt Emma gleich zu mir her. Außerdem gehen wir von klein auf mit ihr Gassi durchs ganze Dorf. Sie folgt Papa und mir dann auf Schritt und Tritt, watschelt uns immerfort hinterher!"

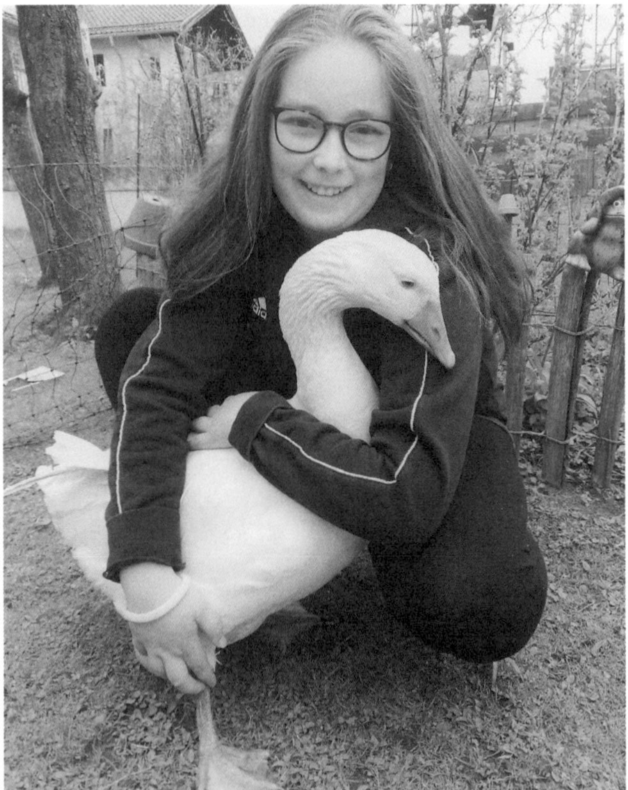

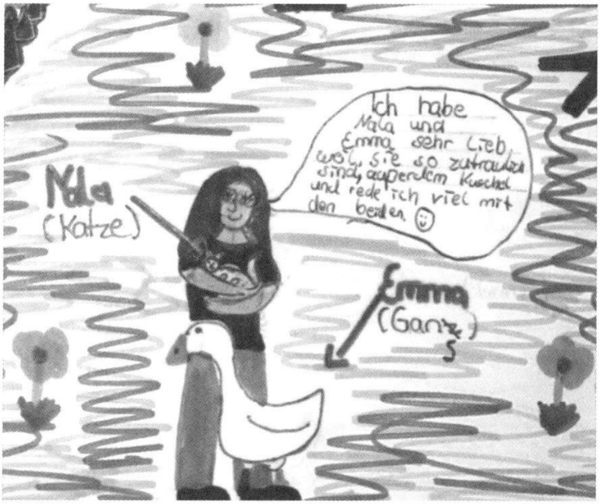
Ich habe Nala und Emma sehr Lieb, wol, sie so zutraulich sind, außerdem Kuschel und rede ich viel mit den beiden
Nala (Katze)
Emma (Gans)

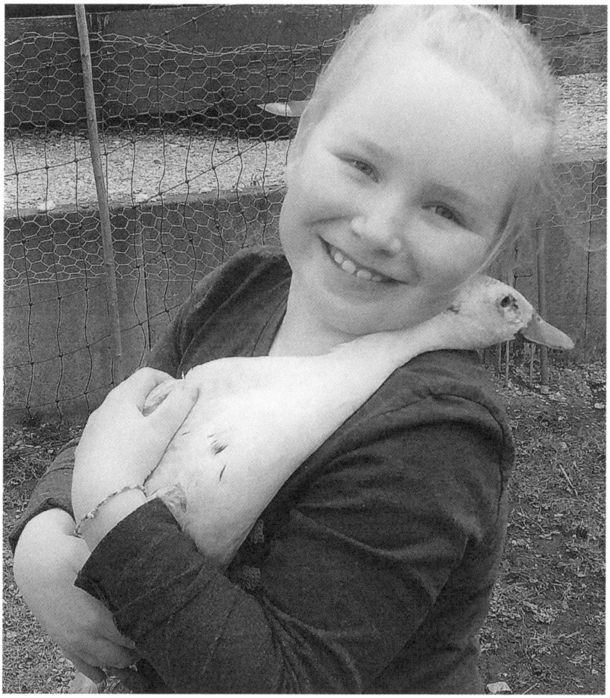

Julia, 8 Jahre, liebt ihre Zwerghenne Rosalie und ihre Henne Nani: „Die reden mir nie dagegen!“

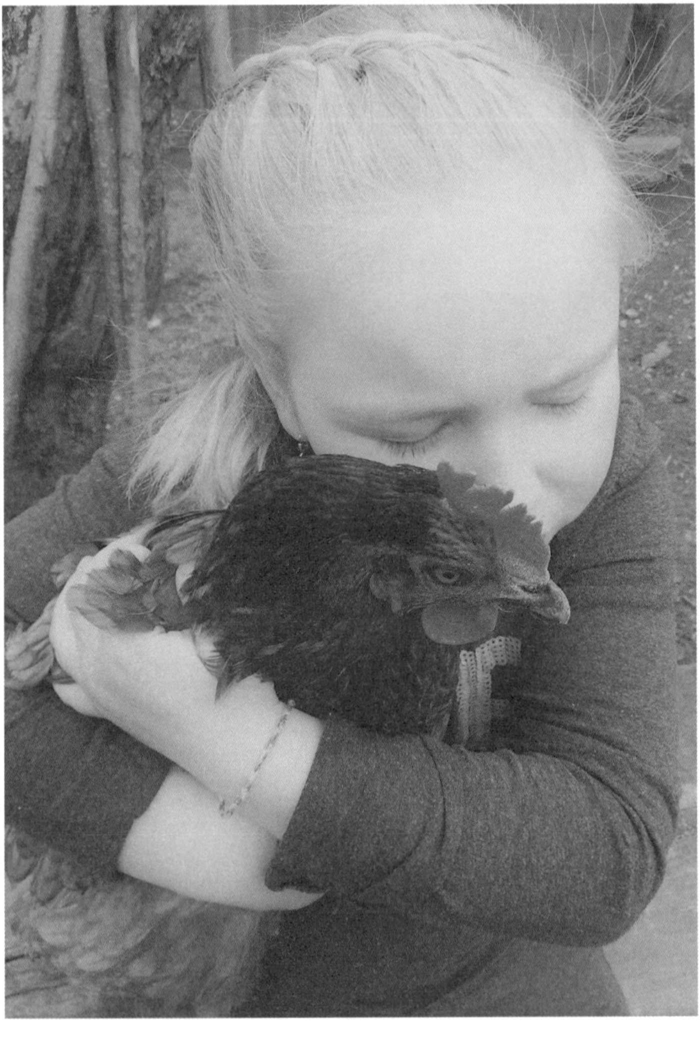

Auch in meinem palliativen Kontext begegnen Piccolino und mir immer wieder Kinder. So besuchten wir beispielsweise eine Familie mit 3 Generationen. Da war auch dieser kleine 5-jährige Junge. Er wusste genau, dass wir seine bald sterbende Oma besuchen kommen. In vielen anderen Familien ist Sterben ein Tabu und Kinder werden davon ausgeschlossen. Doch dort steht das Pflegebett im Wohnraum, direkt neben der Kinderspielecke. Die Mutter des Jungen sagt: „Warum auch nicht? Seine Oma war immer hier im Wohnzimmer und spielte mit ihren Enkeln, machte mit den größeren Hausaufgaben. Wie sollten wir sie jetzt ins hinterste Zimmer legen?“

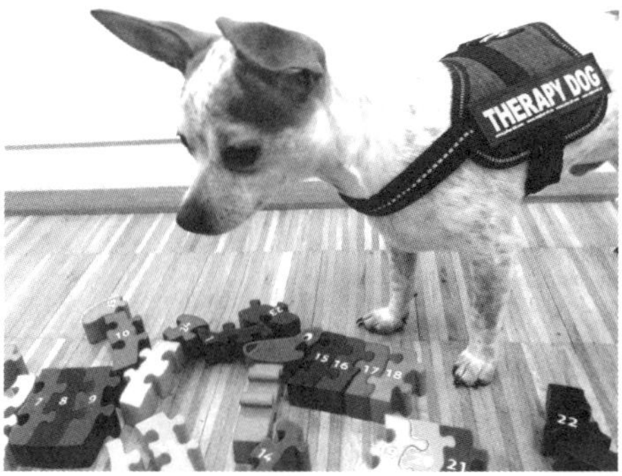

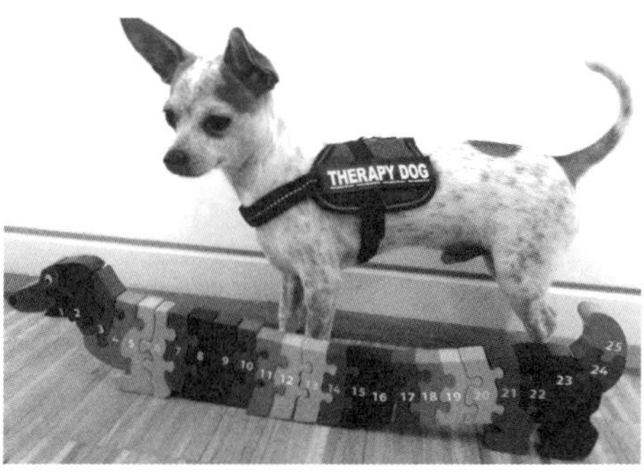

Der kleine Junge zeigte mir noch seinen Holzdackel, mit dem er gerade puzzelt und zählen lernt...

Eine ganz besondere Familie, eine ganz besonders liebevolle Atmosphäre, ein Miteinander bis zuletzt in diesem Haus. Wir besuchten auch nach dem Tod noch einige Male den Jungen im Rahmen einer Trauerbegleitung. Piccolino und er sind seither dicke Freunde.

Wichtig in der hundegestützten Arbeit mit Kindern und Jugendlichen war mir immer ein „Aufstellen von Regeln" für ein gutes und unfallfreies Miteinander zwischen Kind und Hund.

Für kleinste Kinder gibt es dazu Bilderbücher, z.B. *„Darf ich den Hund streicheln?"* (3), für Größere die Broschüre vom Verband für das Deutsche Hundewesen (kurz VDH) *„12 goldene Regeln für den Umgang mit Hunden"* (4) und mit Jugendlichen würde ich eigene Regeln auf einem Plakat erarbeiten und vereinbaren sowie den Hund und seine Körpersprache gemeinsam Lesen lernen.

Das waren nur kurze Einblicke in einige wenige Einsatzbereiche. – Es gibt noch so viele mehr und dazu braucht es noch ebenso viele engagierte Herrchen und Frauchen mit ihren Samtpfoten!

Andere Tierapeuten

Nicht nur Hunde sind tierisch gute Therapeuten

Wie Sie im vorangehenden Kapitel schon gesehen haben, sind nicht nur Hunde hervorragende Tierapeuten. Katze Nala beispielsweise wurde für die Familie meiner Nichten zum harmonisierenden Begleiter in Homeschooling und Homeoffice, wie man deutlich sehen kann. – Ihr Schnurren und ihr kuscheliges Fell halfen bei so manchen Krisen.

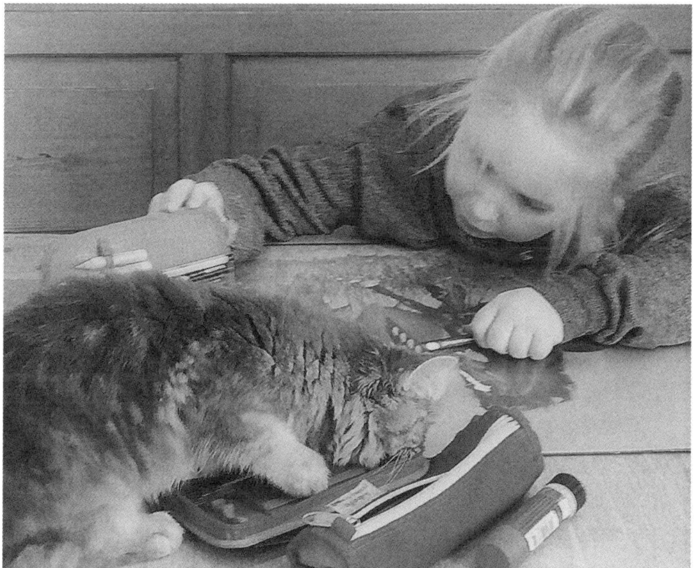

Auch Hühner, Enten, usw. sind teilweise sehr zam und gut einsetzbar.

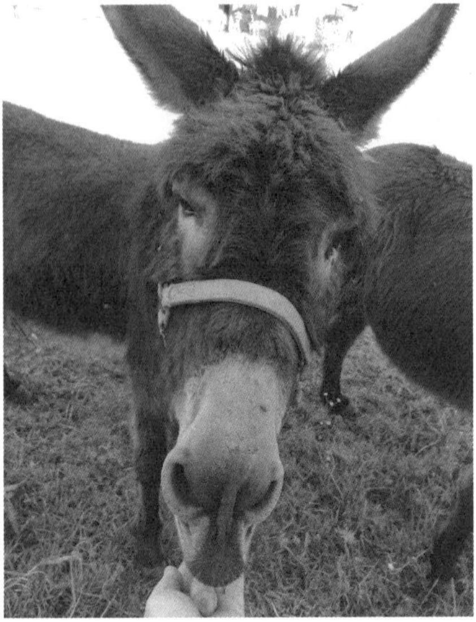

Ganz besonders sind immer die Begegnungen mit Eseln wie mit Esel-Dame Lucie, die gerade eine Karotte und Streicheleinheiten bekommt.
Aber auch Alpakas, Ponys, Hasen usw. werden vielerorts bereits erfolgreich in der TGI eingesetzt.

Wie wichtig und heilsam ein Pferd und ein Hund für seinen Menschen bis zuletzt war, durfte ich in nachfolgender Begleitung miterleben.

Der letzte Wunsch eines Sterbenden: „Noch einmal mein Pferd sehen und Stallgeruch riechen."

Manchmal ist es so einfach, die Welt ein kleines bisschen besser zu machen, das Herz eines Sterbenden noch einmal zu erfreuen. Wir durften dem sterbenden Krebspatienten Herrn G. seinen letzten Wunsch erfüllen: Er wollte noch einmal sein Pferd sehen und den herrlichen Stallgeruch riechen.
Das Foto zeigt Herrn G. in dem Moment, als er sein Pferd nach so langer Bettlägerigkeit endlich wieder traf.

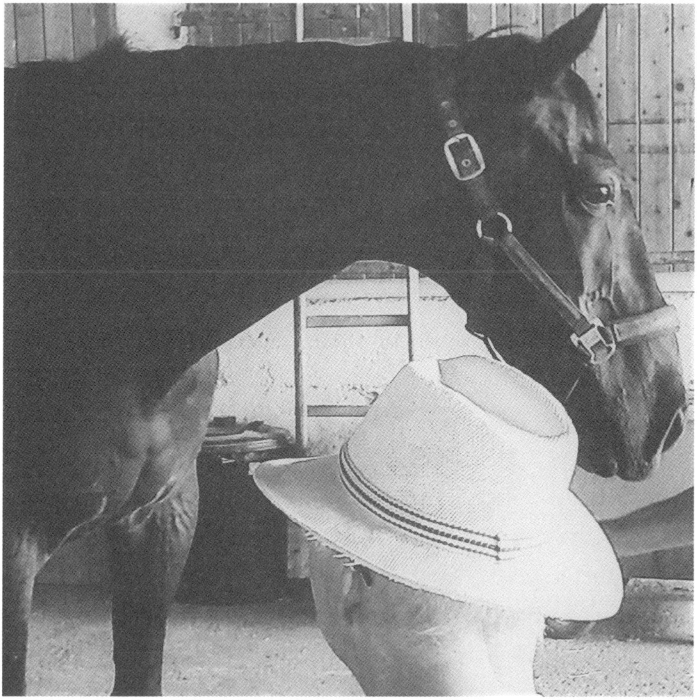

Es war so rührend, die letzte Begegnung zwischen ihm, seinem Pferd und den anderen Reitern zu begleiten. Das Pferd erkannte ihn offensichtlich, berührte seinen ehemaligen Reiter immer wieder vorsichtig und ließ sich von ihm im Rollstuhl führen. Bevor wir wieder zurückfuhren, denn nach einer Stunde war Herr G., der eigentlich nur noch im Pflegebett liegen kann, völlig erschöpft, standen Pferde und Reiter am Wagen. Alle wussten, dass dies das letzte Mal war. Tränen waren zu sehen, alle winkten ihm zu und er selbst nahm noch einmal eine letzte „Nase" von diesem

Stallduft mit den Worten: „Wie habe ich diese Landluft vermisst!"
Wenn ein Mensch im Sterben liegt, fällt es den nächsten Angehörigen und Begleitern oft schwer, nach letzten Wünschen zu fragen, denn gefühlt markiert diese Frage den Moment, in dem die Hoffnung aufgegeben und der Tod akzeptiert wird. Doch hier sollten wir viel mutiger werden und über unseren Schatten springen, denn für Sterbende sind diese Wünsche oft ein „Abschluss", um in Frieden gehen zu können. Als Hospizkoordinatorin ermutige ich daher immer wieder dazu, offen zu fragen, ob man dem Betroffenen noch etwas Gutes tun kann. Denn die Möglichkeit, noch einmal einen Herzenswunsch erfüllt zu bekommen, bedeutet Schwerstkranken und Sterbenden sehr viel. Dabei sind es oft gar nicht die großen „filmreifen" Wünsche, sondern häufig recht kleine, banale Dinge: noch einmal auf den Christkindlmarkt gehen, noch einmal an den See fahren oder – wie bei Herrn G. – das eigene Pferd sehen, um Abschied zu nehmen. Bisher habe ich jeden Wunsch erfüllen können, vielleicht auch deshalb, weil sich Sterbende keine Millionen, kein tolles Auto, keine Yacht oder solchen Luxus wünschen, sondern viel einfachere und für uns klitzekleine, für sie jedoch großartige Dinge, ja viel mehr Momente.

Herr G. hatte außerdem diese wunderbare Hündin Cosima, die immer um ihr Herrchen war. Sie ließ sich von seiner Frau ins Bett heben, damit sie sich fest an ihn kuscheln konnte. Schauen Sie selbst auf dem Foto!

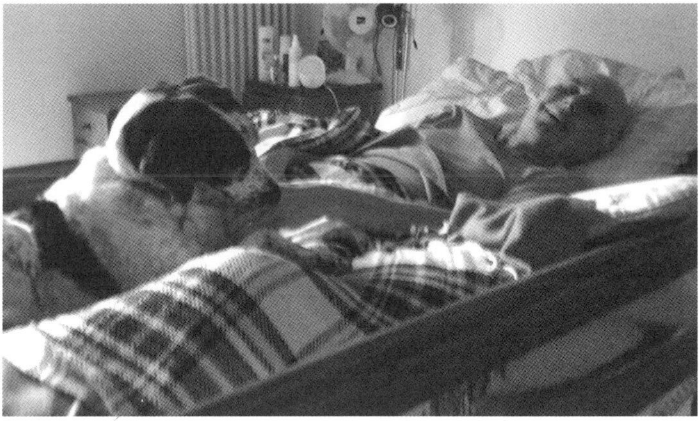

... wenn das nicht heilsamste Medizin, Liebe, Nähe, Lebensfreude ist!

Ziele tiergestützter Intervention

Mein Hauptziel in der Begleitung von Hochbetagten, Demenzerkrankten, Schwerstkranken und Sterbenden sowie Trauernden und deren Angehörigen ist, diese zu erreichen und dort abzuholen, wo sie sich befinden, um ihnen ein wenig Wärme, Zuversicht, Hoffnung, Liebe und Beistand gemeinsam mit Piccolino zu schenken!

Weitere Ziele sind:

- eine Stärkung des Selbstwertgefühls
- eine emotionale Stabilisierung
- eine Steigerung des Wohlbefindens
- eine Motivation, sich zu bewegen und aktiv zu sein
- eine Förderung der Konzentration und somit eventuell auch Erhalt und Förderung kognitiver Fähigkeiten
- eine Nähe zu ermöglichen und Isolation zu vermeiden
- eine Stimmungsaufhellung
- ein Vergessen von Sorgen ermöglichen
- eine Linderung von Schmerzen
- eine Teilhabe am Leben ermöglichen
- eine Förderung und der Erhalt von körperlichen Fähigkeiten, Fein- und Grobmotorik
- und vieles mehr.

Eignung & Qualifikation von Hund und Mensch

Kommen wir zu einem heiklen und kontrovers diskutierten Thema: der Eignung sowie Ausbildung von Besuchs-, Therapie- und/oder Begleithunden.
In Deutschland sind diese Begrifflichkeiten nicht geschützt. Daher gibt es auch keine einheitliche Ausbildung, obgleich auch hier Zertifizierungen immer wichtiger werden, gerade wenn es darum geht, in Kliniken

und sozialen Einrichtungen Zutritt mit seinem Tier zu erhalten.
Schaut man sich als Interessierter auf dem Bildungsmarkt um, behauptet natürlich jede Hundeschule, jedes Bildungsinstitut, DIE SCHULUNG zur tiergestützten Intervention am besten noch nach irgendwelchen Richtlinien eines Vereines usw. anzubieten. Jeder wirbt damit, seine Schulung sei DIE BESTE. Es wird viel über Anerkennung diskutiert. Es wird versucht, in verschiedenen Gremien eine allgemein gültige Richtlinie und Standards zu schaffen und eventuell auch Gesetze zu erwirken.
Standard hin, Standard her. Ich finde diese Entwicklung ziemlich traurig, weil sie immer weiter wegführt von dem, was wir bewirken wollen, nämlich dem Ziel, den Menschen, egal in welchem Fachbereich, zu begleiten.
Ich finde dieses „Wer darf tiergestützt arbeiten und wer nicht?“ oder ein „Nur wer diese und jene überteuerte Qualifikation gemacht hat, kann und darf sich so und so nennen und tiergestützt wirken!“ usw. wenig erstrebenswert.
Doch hält sich diese Diskussion, wer überhaupt tiergestützt arbeiten darf und wer nicht, in allen Schulen, Foren, Fachmagazinen und Büchern seit vielen Jahren hartnäckig. Auch die Fragen, ob der Mensch derjenige sein muss, der geschult sein sollte, oder der Hund oder beide, und wer mit welcher Ausbildung und mit welchem Diplom überhaupt tiergestützt arbeiten darf, sich „Fachkraft für tiergestützte Intervention“ mit

„Therapiehund“, „Besuchshund“, „Begleithund“ nennen darf, sind immer wieder ein Thema.
Ich frage mich da nur: Was ist dann mit den vielen Ehrenamtlichen, bei denen nicht der Hund qualifiziert ist, aber zum Beispiel der Hospizbegleiter sich schon seit 15 Jahren in der Hospizbewegung engagiert und Sterbende sowie deren Angehörige begleitet und dabei seinen Hund erfolgreich wirksam integriert?
Was ist dann mit der Lehrerin, die seit 25 Jahren in ihrem Beruf tätig ist, sich jetzt einen Junghund geholt hat, um ihn mit in ihre pädagogische Arbeit einzubinden, aber keine 4stellige Summe für eine Schulung aufbringen kann oder möchte?
Was ist mit der Altenpflegekraft, die schon seit 22 Jahren ihre Hunde mit auf Arbeit nimmt, weil sie um die Heilkraft derer weiß und sich auch um die Tiere der Bewohner kümmert, diese mit versorgt, damit sie nicht beim Einzug ins Altenheim weggeben müssen?
Denken Sie nur mal an das Beispiel von Herrn G. im vorangegangenen Kapitel. Diese Begegnungen mit Hund und Pferd waren spürbar heilsam und hilfreich in der Mit-Behandlung bis zuletzt. Die Ehefrau ist Krankenschwester, er selbst war Arzt, aber niemand außer mir hatte dort eine Qualifikation für TGI. – Ich war aber nur dabei und Beobachter dieser so heilsamen Begleitung – ohne jegliches Diplom – und bewirkte trotzdem so unendlich viel.

Ich persönlich bilde seit vielen Jahren auch aus. Das kommt daher, dass ich allgemein auch Mitarbeiter im

Gesundheitswesen schule und selbst seit vielen Jahren, inzwischen mit dem 4. Hund, tiergestützt arbeite, zudem verschiedene Ausbildungen mit meinen Hunden durchlaufen habe. Meine Qualifikationen zielen vor allem auf ein

- Bewusstsein des entstehenden Interaktionsfeldes
- einen reflektierten Umgang mit den Einsätzen
- eine empathische Grundhaltung und Kommunikation gegenüber Hund und Mensch ab.

Was der Hund kann, steht dabei zunächst einmal hinten an. Aber jeder Hund kann irgendetwas. Wenn er zum Beispiel kein Kunststück vormachen kann, lässt er sich vielleicht streicheln oder nur füttern. All diese Begegnungen sind schon wirksam und können heilsam sein.
Verstehen Sie mich nicht falsch. Es wäre wirklich verkehrt, wenn ein Mensch, der keine Erfahrung mit dem jeweiligen Klientel und den entsprechenden Krankheiten hat, mit seinem noch unerzogenen Junghund, der keine Grundkommandos kennt und vielleicht sogar noch ängstlich und menschenscheu ist, von heute auf morgen unreflektiert und unvorbereitet in ein Altenheim geht, um die Menschen dort zu besuchen. Dann geht am Ende etwas schief und es verschließen sich auf Grund dieser negativen Erfahrung wieder die Türen der Einrichtungen, um tiergestützte Angebote zu verwirklichen. Dies wäre auch nicht in meinem Sinne und wirklich sehr schade.

Doch wie schon erwähnt, vertrete ich die Meinung, dass keine großartige Ausbildung oder irgendwelche spezifischen Fähigkeiten beim Hund vorhanden sein müssen, schon gar nicht, dass es eine bestimmte Rasse sein muss. **Für mich, lange im Gesundheitswesen in den verschiedensten Bereichen tätig, bedeutet das, dass die tiergestützte Arbeit zunächst durch die berufliche Qualifikation des Menschen und dessen Reflexionsfähigkeit und Verantwortungsbewusstsein des Interaktionsfeldes definiert ist und erst im zweiten Schritt durch das Tier!**
Nichtsdestotrotz gibt es verschiedene Verhaltensweisen, die der Hund/das Tier mitbringen sollte, welche ich in nachfolgender Checkliste festhalte:

Im Erstkontakt

- ist der Hund offen und kontaktfreudig.
- zeigt der Hund Interesse an Menschen und Dingen.
- reagiert der Hund auf Blickkontakt, nimmt ihn auf und reagiert darauf, indem er die Nähe zum Menschen sucht.
- sucht der Hund selbst den Kontakt zum Menschen oder nimmt eine Kontaktaufnahme freudig an.

In weiteren Kontakten

- lässt der Hund sich berühren.
- lässt der Hund sich auch beim Spielen berühren.
- lässt der Hund sich auch Dinge aus der Schnauze nehmen.

- schnappt der Hund beim gemeinsamen Gehen und Springen nicht.
- rennt/springt der Hund den Menschen vor Übermut im Spiel nicht um.
- lässt der Hund sich auch ausbremsen.
- reagiert der Hund, wenn der Mensch stehen bleibt oder sich hinsetzt.
- ist der Hund bei der Fütterung entspannt.
- bleibt der Hund in Stress-Situationen entspannt, wenn er Blickkontakt zu Herrchen/Frauchen aufnimmt.
- erschrecken den Hund komische oder ruckartige Bewegungen, z.B. humpeln oder Spastik, den Hund nicht
- stressen den Hund Rollstühle, Krücken oder andere Hilfsmittel nicht.
- hält der Hund lautes Rufen oder Schreien aus.
- schnappt der Hund nicht, wenn er festgehalten und umarmt wird, auch wenn eine Berührung mal zu grob ist. (Aber er darf zeigen, dass es unangenehm ist in diesem Moment!)

Das Interaktionsfeld

Die Basis meiner tiergestützten Arbeit bildet das sogenannte Interaktionsfeld, wie Sie es im nachfolgenden Schaubild sehen.

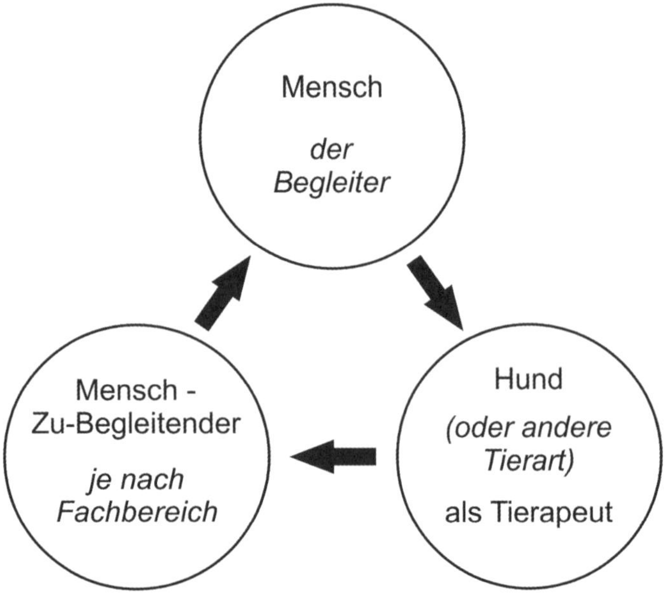

Das Interaktionsfeld im Rahmen der tiergestützten Intervention besteht aus

1. dem Mensch/Begleiter, der den Hund führt
2. dem Hund (oder anderen Tieren) als Tierapeut, der uns begleitet und
3. den Menschen, den wir begleiten wollen.

Ganz wichtig ist, dass alle drei Teilnehmer Lebewesen mit ihren ganz individuellen Wünschen, Bedürfnissen und Grenzen sind.

Diese muss der Hauptverantwortliche, also der Initiator der tiergestützten Intervention, nämlich der Mensch, der die tiergestützte Intervention anbietet,

kennen. So erklärt sich auch meine Haltung zum Thema Qualifikation des Menschen!

Weiter gibt es verschiedene **Grundvoraussetzungen, welche jeder dieser drei Teilnehmer der tiergestützten Intervention für einen gelingenden tiergestützten Einsatz erfüllen sollte.**

Voraussetzungen

Was muss der Mensch als Hundeführer mitbringen?

- Sachkenntnisse zum Thema Hund (oder dem Tier, welches eingesetzt werden soll)
- Empathiefähigkeit
- Freude in der Begegnung mit Menschen
- Sozialkompetenz
- Kommunikationsfreude
- Motivation, Menschen zu begleiten
- Geduld und Ausdauer, wenn mal was nicht so klappt
- psychische Belastbarkeit
- mit Verlust, Abschied, Krankheit, Sterben, Tod und Trauer zurechtkommen – je nachdem, in welchem Bereich man tiergestützt arbeiten möchte
- Wissen um das Interaktionsfeld
- Reflexionsfähigkeit
- sich immer wieder Fachkenntnisse über den Fachbereich/das Klientel aneignen, ob durch Bücher oder Schulungen

Grundvoraussetzungen für den Tierapeuten

Im Grunde können allerlei Rassen, ja sogar andere Tiere daran teilnehmen. Es ist wichtig, dass das Tier:

1. ein freundliches, offenes Wesen hat
2. sozial verträglich ist
3. einen Grundgehorsam mitbringt
4. nicht schreckhaft ist
5. sich durch Stress und Unruhe nicht irritieren lässt
6. Motivation für verschiedene Aufgaben hat
7. gesund ist
8. ein gutes Team mit seinem Mensch bildet und dadurch gut führbar und lenkbar ist.

Überforderung beim Hund erkenne ich beispielsweise durch übermäßiges Hecheln, sich abwenden, wegdrehen, kratzen, schütteln, gähnen, winseln, fiepen oder auch dem Versuch zu schnappen. Auch Durchfall und Erbrechen kann ein Zeichen für „zu viel" sein. Sie kennen Ihren Hund am besten!

Wie sorge ich dafür, dass auch der Hund Freude hat und nicht nur „als Mittel zum Zweck" benutzt wird? Eine wichtige Frage!

Neulich dachte ich mir: Verlange ich nicht tagtäglich ganz schön viel von meinem Piccolino? Er soll sich über jeden Patienten und über alle, die wir besuchen, schwanzwedelnd freuen, aber dabei bitte nicht hochspringen, anknabbern und sabbern. Er soll ständig präsent sein, Kunststücke zeigen, für Fotos auf die Sekunde parat stehen, auf Knopfdruck kuscheln, sich

anschmiegen. Und wenn er ein Leckerli von Patienten bekommt, soll er sie weder zwicken noch abschlabbern und schon gar nicht endlos weiterbetteln. Dabei ist Piccolino ja auch „nur ein Mensch“, ein Lebewesen und keine Maschine. Er ist zwar ein sogenannter „WorkingDog“, ein Therapiehund, aber er hat seinen ganz eigenen Kopf, seine ganz eigene Stimmung und seine Bedürfnisse. Und so sehr er mit mir unseren Patienten/Menschen „dient“, darf er auch mal zickig sein, mal keine Lust haben und nicht zack! in dem Moment auf den Punkt immer alles tun, was ich/wir von ihm wünschen/verlangen.
Auch ein Therapiehund darf und muss seine Eigenheiten und Fehler haben wie jedes Lebewesen, ohne dass wir ungeduldig werden. Wenn er kein „Platz“ auf dem kalten Boden macht, ist es ja kein Weltuntergang. Ich plädiere daher auch für nicht populäre Entscheidungen wie diese, denn mein Piccolino muss nicht alles können, was ich mir vorstelle, was er können müsste.

Was packe ich für den Einsatz ein?

Ich nehme alles mit, was der Hund für sein Wohlbefinden benötigt, z.B. Decke, Bettchen, Wassernapf, besondere Leckerchen zur Belohnung, Spielzeug. Seine Decke benutze ich, um ihm Rückzugsorte zu schaffen, gerade auch in fremder Umgebung.
Piccolino hat seine eigene Tasche dabei und wenn er müde wird, es ihm zu viel wird, legt er sich dort hinein.

Je nach Fachbereich gibt es für das Klientel, gerade auch bei Kindern oder Menschen, die geistig reduziert sind, Verhaltensregeln im Miteinander mit dem Hund. Das kann z.B. sein: „Der Hund bekommt nur die mitgebrachten Leckerchen und keine anderen Dinge" oder „Wenn der Hund sich auf seine Decke zurückzieht, lassen wir ihm eine Pause" usw.

Rituale für Piccolino – seine „Arbeitskleidung"

Piccolino: *Wenn Frauchen mir das Geschirr anlegt – oder manchmal das Tuch –, dann weiß ich genau: „Jetzt wird gearbeitet, wir gehen zum Einsatz!"*
Wenn sie es wieder abmacht, dann bin ich wieder frei und habe „Feierabend".

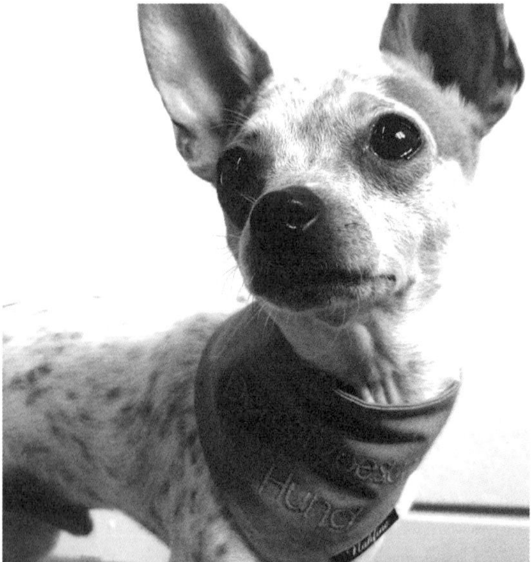

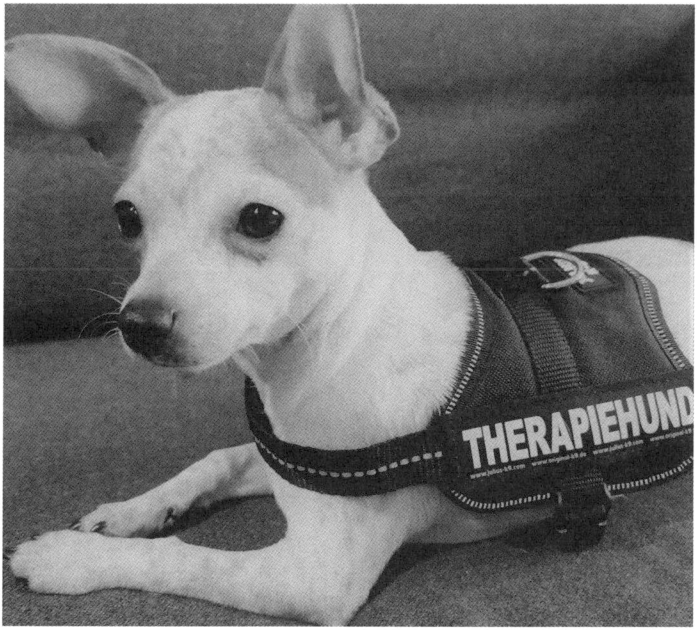

Als hilfreiches Ritual hat sich Piccolinos Arbeitskleidung erwiesen, denn:

- zum Gassigehen hat er ein Geschirr an.
- wenn er „frei“ hat, Zuhause, im Garten ist, dann hat er weder Halsband noch Geschirr noch sonst etwas an.
- wenn wir „arbeiten“, dann trägt er ein beschriftetes Tuch (B2), oder ein Arbeitsgeschirr (B1). Das hat auch den Vorteil, dass er als arbeitender Hund im Einsatz erkannt und wahrgenommen wird. Doch vor allem weiß Piccolino dann genau: „Jetzt sind wir im Einsatz!“, was eine ganz andere Konzentration, einen anderen Gehorsam und ein anderes

Miteinander erfordert als ein zwangloses Gassigehen. Durch diese Rituale kann Piccolino das gut unterscheiden.

Voraussetzungen für den Teilnehmer/Empfänger der TGI

Einverständniserklärung & Zustimmung

In erster Linie muss der zu Begleitende seine Zustimmung geben, doch manchmal bedarf es auch einer Zustimmung durch Angehörige und/oder eines gesetzlichen Betreuers.
Für Menschen, die sich nicht mehr äußern können und ein Betreuer das stellvertretend getan hat, gilt jedoch trotzdem, sich auch nonverbal eine Zustimmung einzuholen, in dem man den Besuch probiert und genau beobachtet, ob dieser Kontakt behaglich oder unbehaglich ist. Ich achte zum Beispiel darauf, ob ich eine Körperanspannung oder Körperentspannung wahrnehme und reagiere darauf.
Es ist ratsam, diese Einwilligung schriftlich mittels eines Formulars einzuholen.

Mögliche Ausschlusskriterien

Vor einer Teilnahme an der TGI muss genau geprüft und eventuell abgesagt werden:

- wenn der Teilnehmer offene Wunden hat.
- bei Infektionsgefahr, z.B. durch multiresistente Keime.

- bei Allergikern, die auf Tierhaare reagieren.
- bei Menschen, die Angst vor Hunden haben.

Laut der Deutschen Gesellschaft für Krankenhaushygiene (kurz DGKH) und ihrem Mittelungsblatt „Empfehlung zum hygienegerechten Umgang mit Therapiehunden in Krankenhäusern und vergleichbaren Einrichtungen"/Hyg Med 2017; 42 – 10 (5) sowie dem Landesamt für Gesundheit und Soziales (kurz LaGuS) (6) sind folgende Faktoren in der Regel Ausschlusskriterien zum Umgang mit Tieren:

- schwere Immunsuppression
- Allergie gegen Tierhaare
- Abneigung gegen Tiere
- akute Infektion, Kolonisation mit MRE[3]
- offene Wunden
- mangelnde Compliance[4] bei der Händehygiene.

Gebote für gelingende Begegnungen & Einsätze

Als Initiator der TGI achte ich auf nachfolgende Punkte und gehe in einer ganz bestimmten Haltung in die Begleitungen, in das Interaktionsfeld:

---

[3] Mit MRE werden multiresistente Erreger/Keime abgekürzt, sie können immer die Gefahr der Infektion und der Übertragung auf Kontaktpersonen bergen.

[4] Unter Compliance versteht man in der Medizin/Psychologie die Bereitschaft eines Patienten zur aktiven Mitwirkung an therapeutischen Maßnahmen.

1. Ich schaffe eine Wohlfühlatmosphäre und einen offenen Raum für eine achtsame Begegnung im Interaktionsfeld.
2. Ich gehe entspannt und mit Ruhe in die Interaktion.
3. Ich bin in der Begegnung ganz *„Da“* und *„Ohr“*.
4. Ich signalisiere durch meine innere und äußere Haltung: *„Ich bin ganz da und höre aufmerksam.“*
5. Ich spiegle Gesagtes und Nonverbales und signalisiere dadurch: *„Ich verstehe dich – wir sprechen die gleiche Sprache.“*
6. Ich nehme mein Gegenüber wertfrei an. *„Du darfst Du sein – Du bist ok, so wie Du bist.“*
7. Ich versichere mich verbal und nonverbal bei allem, was ich tue, durch genaue Bobachtung rück, ob ich eine Zustimmung oder Ablehnung wahrnehme und akzeptiere dies.
8. Ich habe das gesamte Interaktionsfeld im Blick, interveniere bei Bedarf achtsam im Sinne von *„Störungen haben Vorrang“*.

Hygiene & Rechtliches

In vielen Einrichtungen des Gesundheitswesens sind bis heute keine Tiere – insbesondere Hunde – erlaubt. Dies wird begründet durch die Angst vor Hygieneverstößen oder die Übertragung von Krankheiten. Dabei müsste man sich nur an einige Hygiene- und Gesundheitsvorschriften beim Hund halten:

- Vorlage eines aktuellen Impfausweises mit allen erforderlichen Impfungen
- Dokumentation von Floh- und Zeckenschutz
- Dokumentation regelmäßiger Entwurmungen
- Hundehalter-Haftpflichtversicherung sowie
- Einhaltung des Hygieneplans oder der Richtlinien der jeweiligen Einrichtung.

(in den Einrichtungen der staatl. Altenhilfe ist die Grundlage des Hygieneplans zum Beispiel das Infektionsschutzgesetz § 36)

Weiter empfehle ich:

- ein Verletzungsprotokoll, um eventuell entstandene Verletzungen, wie z.B. ein kleiner Kratzer beim Pfötchen geben an der Hand, zu dokumentieren: „Kleine Wunde an der rechten Hand durch Pfötchen geben, desinfiziert, gereinigt und versorgt."
- eine Schweigepflichterklärung, evtl. Schweigepflichtentbindung
- eine Bestätigung zur Gesundheit und Sozialverträglichkeit des Hundes sowie
  eventuelle Zertifikate über Schulungen des Hundes und/oder des Menschen
- eine Einwilligung zur Teilnahme an der TGI, z.B. auch über einen evtl. gesetzlichen Betreuer, falls der zu Begleitende unter Betreuung steht oder bei Kindern auch der sorgeberechtigte Elternteil
- Einwilligung für Fotos und Aufnahmen, wenn gewünscht

Auch wenn die Gesundheit meiner Hunde oberste Priorität hat, ich ihnen lieber kein Zeckenmittel, keine Chemie zur Entwurmung geben wollen würde, hilft das alles nichts. Wenn ich ihn in Kliniken und Altenheimen einsetzen möchte, ihn bei Menschen mit ins Bett lege ..., dann ist es unabdingbar, sich an ganz bestimmte Regeln zu halten. Hierfür gibt es Hygienepläne und Konzepte, woran wir uns halten müssen. Schauen wir uns dazu die möglichen übertragbaren Krankheiten vom Hund auf den Menschen und umgekehrt an.

Übertragbare Krankheiten vom Hund auf den Menschen (und umgekehrt)

Gerade in der tiergestützten Arbeit kommen sich Mensch und Hund sehr nahe, sodass hier auch Mikroorganismen und übertragbare Krankheiten ausgetauscht werden. Diese Krankheiten, die zwischen Menschen und Tieren übertragen werden können, bezeichnet man als Zoonosen. Anstecken kann man sich mit ihnen direkt und indirekt. Direkt, indem krankheitserregende Mikroorganismen überwandern, indirekt durch sogenannte Vektoren. Das sind Krankheitsüberträger, die einen Wirt, einen Hund oder Menschen beispielsweise, befallen haben und sich von ihm aus auf andere ausbreiten. Solch typische Vektoren sind z.B. Zecken. Der Wirt, meist unser Vierbeiner, ist in diesem Fall nicht unmittelbar für eine Infektion verantwortlich, sorgt aber dennoch für die Übertragung.

Würmer

Unter den parasitären Zoonosen ist der Hundespulwurm, der über den Hundekot übertragen werden kann, wohl am gefährlichsten. Übertragen werden diese beispielsweise über ungewaschene Walderdbeeren oder schmutzige Hände. So können diese über den Mund in den Körper gelangen. Wenn sich der Hundespulwurm ausbildet, treten Symptome wie Schmerzen in der Magengrube und Gelbsucht auf. Ähnlich verhält es sich mit dem Fuchs- oder Hundebandwurm, die beide beim Hund vorkommen können. Verhindert werden können Übertragungen durch regelmäßiges Händewaschen und periodische Wurmkuren für unsere Vierbeiner.

Ich habe für meine Hunde inzwischen auch einen Entwurmungspass, um genau dokumentiert zu haben und nachweisen zu können, wann und mit welchem Mittel entwurmt wurde.

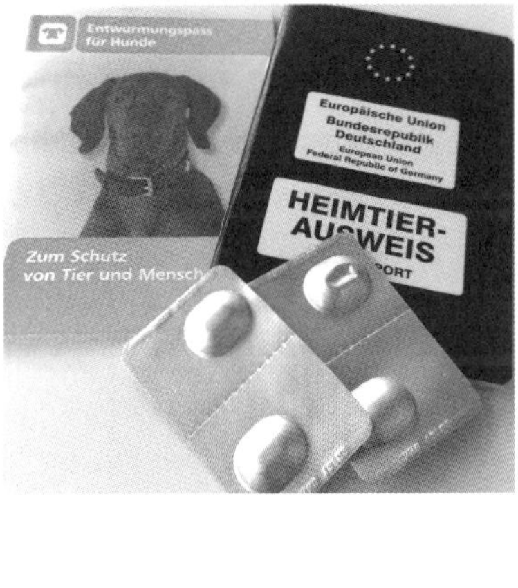

Milben und Flöhe

Pelz- und Grabmilben sind die häufigsten Überläufer. Diese leben, wie der Hundefloh, auf der Haut oder im Fell von Hunden und können sich durch den Kontakt übertragen. Beim Menschen verursachen sie weiche Hautschuppen und Einstiche, die sich in Form von kleinen roten Punkten zeigen. Meist treten die Symptome an den Körperstellen auf, wo Hund und Halter sich beim Kuscheln berühren. Vorsorgen lässt sich hier ganz einfach durch die regelmäßige Gabe von Parasitenprophylaxe sowie durch das Untersuchen von Haut und Fell.

Zecken

Zecken befallen Mensch und Hund gleichermaßen. Hat sich eine Zecke festgesaugt, stellt sie keine Gefahr für eine Übertragung dar. Ist dies noch nicht geschehen, könnte sie vom einen auf den anderen übertragen werden. Während das FSME-Virus bei Hunden kaum Symptome zeigt, kann es beim Menschen zu Symptomen wie stark eingeschränktem Allgemeinbefinden, Fieber, Müdigkeit und Kopfschmerzen kommen. Weiter kann es zu einer Nackenstarre und damit auftretender Lichtscheu, Schwindel, Erbrechen und Übelkeit kommen. FSME kann es zu einer Entzündung der Hirnhaut, des Gehirns und/oder des Rückenmarks führen und dann sogar tödlich enden. Auch hier gibt es inzwischen gute Prophylaxe-Mittel. Wichtig ist auch das Absuchen des Hundes nach dem Gassigang und vor dem Einsatz!

Tollwut

Die wohl bekannteste Zoonose ist die Tollwut. Sie ist eine virale Infektion, die durch den Speichel infizierter Lebewesen übertragen werden kann. Meist gelangt das Virus durch einen Biss unter die Haut. Auch der

Kontakt von Speichel mit Schleimhäuten kann für eine Ansteckung sorgen. Hier muss durch eine Impfung vorgebeugt werden!

Salmonellen und Listerien

Bakterien wie Salmonellen und Listerien entstehen meist in tierischen Lebensmitteln und lösen unangenehme Magen-Darm-Verstimmungen aus. Sie können bei Ausbrüchen auch zwischen Hund und Halter übertragen werden. Hier heißt es im Falle einer Infektion: Abstand halten, Hände waschen und keinen Kontakt mit Speichel. Hunde sind hier viel weniger für eine Übertragung gefährdet als beispielsweise Katzen.
Deshalb: Egal mit welchem Tierapeut (egal ob Hund, Katze, Alpaka, Pony, Huhn usw.) Sie arbeiten, informieren Sie sich zuvor genau über mögliche übertragbare Krankheitserreger!

Was gilt es also zu beachten?
SCHÜTZEN SIE SICH, IHR KLIENTEL UND IHREN TIERAPEUTEN!

Hier finden Sie einige einfache Regeln, mit denen Sie das Risiko für eine Ansteckung mit Zoonosen weiter einschränken können:

- Behandeln Sie Ihren Hund regelmäßig gegen Zecken und Flöhe.
- Prüfen Sie und untersuchen Sie Ihren Hund regelmäßig auf Flöhe (Flohkamm) und Zecken.

- Achten Sie auf Hygiene beim Umgang mit Ihrem Tier, z. B. gründliches Waschen der Hände, eventuell Desinfektion.
- Lassen Sie Ihr Tier regelmäßig entwurmen und dokumentieren Sie dies.
- Geht Ihr Tier mit auf Reisen, achten Sie hierbei besonders auf seinen Schutz.
- Sammeln Sie Hundekot auf und lassen Sie ihn nicht einfach liegen.

Ansteckungsprävention

- regelmäßiges Händewaschen
- regelmäßige Entwurmungskuren
- regelmäßige Gabe von Parasitenprophylaxen
- Zeckenentfernungen nur mit Zange
- konsequentes Wegräumen von Hundehaufen
- in Verdachtsfällen gleich zum Arzt

DER EINSATZ

Einzel- und Gruppensetting

Die Einsätze im Einzelsetting sind vielfältig gestaltbar. Hier lasse ich mich immer ganz auf den Menschen ein. Ich schaue, was dieser hier und jetzt braucht oder wünscht. Braucht er einfach nur Nähe oder ein Gedächtnisspiel, was ihn aktiviert, braucht er ein wenig Bewegung usw.

Der Unterschied zum Gruppensetting liegt hier an der Intensität der Begegnung, weil ich auf den Einzelnen individueller eingehen kann als in einer Gruppe.
Ganz wichtig ist mir die Feststellung, dass manchmal weniger viel mehr ist, denn es müssen nicht immer Kunststückchen sein. Manchmal reicht es, einfach nur mit dem Hund DA ZU SEIN.

Wenn ich mit Piccolino gezielt zu einem Besuch auf eine Station oder in einen Wohnbereich komme, begegnen wir auf dem Weg dorthin schon vielen Menschen. Da sind der Arzt auf Visite, Angehörige, Pflegebedürftige und so weiter, der Effekt ist bei allen gleich: freudige Gesichter! Die Augen der Menschen fangen an zu leuchten, Freude und Rührung steht ihnen ins Gesicht geschrieben. Es entstehen kurze Begegnungen, manchmal ein Streicheln, ein kurzer Austausch. Bis heute war Piccolino noch nirgends nicht erwünscht. Selbst aus schweigenden, teilnahmslosen und vor sich hin dösenden Menschen werden teilweise für einen Moment lang aufmerksame, anteilnehmende und aufblühende Wesen.

Auch Gruppenangebote können ganz unterschiedlich gestaltet werden: von einem kleinen Agility Parcours in der Mitte eines großen Stuhlkreises, bei dem der Hund allerlei Hürden nehmen muss, bis hin zu einer großen Streichel-Runde oder Sitzgymnastik, bei der der Hund mitmacht, ist hier alles möglich.

Ein Beispiel für eine Vorstellung vor einer Gruppe im Innenhof eines Alten- und Pflegeheimes

Piccolino schenkte vor kurzem den Bewohnerinnen in einem Altenheim so viel Freude! Nachdem wegen Covid keine Begleitungen in einem schwer gebeutelten, immer wieder geschlossenen Heim möglich war, gaben wir einfach im Innenhof eine Vorstellung. Die Pflegekräfte brachten die Bewohner zu den großen Balkonen und Terrassenfenstern und alle konnten zusehen. Piccolino, der Winzling, war ganz groß bei seinen Hürden, dem Tunnel, den ganzen Kunststückchen.

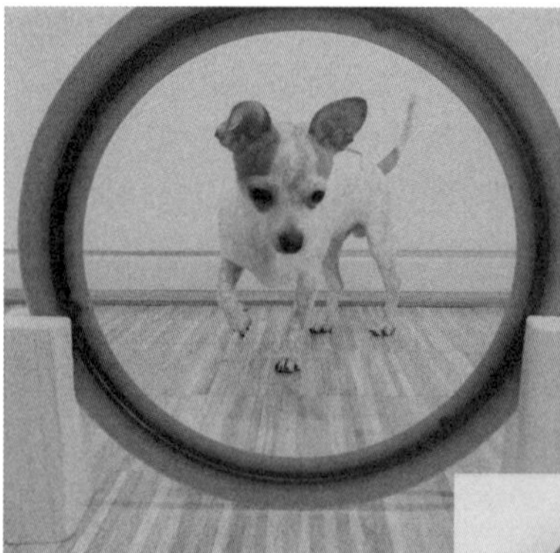

Er rührte damit nicht nur die Bewohner, sondern auch das ganze Pflegepersonal zu Tränen.

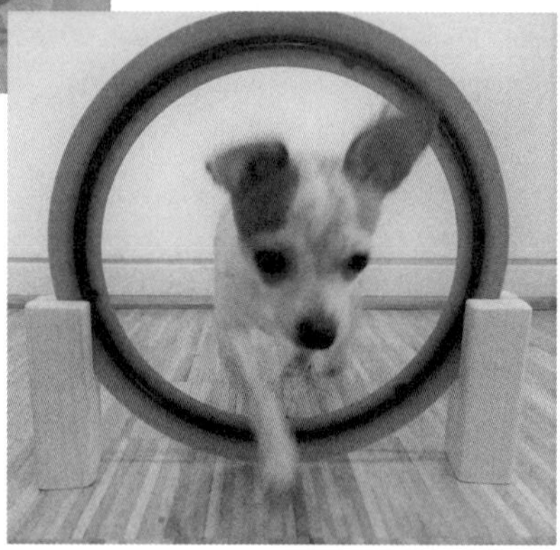

Piccolino ist eben mehr als nur ein Hund, den man füttern und streicheln kann.

Dort war er DER CLOWN, der für einen Moment allen ihre Sorgen vertrieben hat, obwohl er, was ja außer mir keiner wusste, eigentlich KEIN EINZIGES KOMMANDO richtig ausführte. Statt Sprung ging er durch den Tunnel, statt in den Tunnel ist er durch den Reifen gesprungen usw. Aber er und alle hatten seine Freude und das war ja auch das Wichtigste und das mit den Kommandos kriegen wir irgendwann auch noch hin.

52 Ideen für Einsätze

Ganz wichtig ist mir an dieser Stelle der Hinweis, dass ein Hund nicht alles können muss und auch nicht alles lernen können muss.
Vielmehr möchte ich die natürlichen Verhaltensweisen und die Dinge, die der Hund von sich aus schon anbietet, was seiner Rasse und seiner Freude oder seinem Spieltrieb entspricht, nutzen.
So gibt es Hunde, die apportieren für ihr Leben gern. Dann ist das vielleicht DIE Begegnungsmöglichkeit von Ihrem Hund mit den Menschen – egal ob in der Gruppe oder Einzelbegleitung.
Andere lassen sich ausdauern streicheln und kuscheln, während es für manch einen Hund eine Qual wäre.

Wenn Sie also bei den 52 Einsatz-Ideen, es sind nur Ideen(!), Vorschläge finden, die Ihrem Hund nicht entsprechen, dann lassen Sie es! Er sollte alles ohne

Zwang mitmachen und mit Freude erlernen und auszuführen!
Sicherlich kann Ihr Hund viele Dinge wunderbar.
Die Einsatz-Ideen/Übungen sind zudem vielfach variierbar und individuell um- und abwandelbar.

Hauptziel ist die Interaktion zwischen Mensch und Hund, welche der Initiator der Begegnung im Interaktionsfeld anregt und begleitet.
So finden sich bei jeder Einsatz-Idee auch kurz die Möglichkeiten und Ziele für den „Tierapeut" und den „zu Begleitenden" sowie Fallsituationen, Hinweise und Tipps.

1. Einsatz-Idee: STREICHELN

„Darf ich Piccolino hier auf meinem Bett streicheln?"
Gleich als Frau H. Piccolino sah, fragte sie: „Darf er hier rauf zu mir ins Bett?" Dabei deutet sie in ihr Pflegebett, als wir sie heute bei ihr Zuhause, bzw. bei ihrer Tochter, die sie nun bei sich pflegt, besuchen. Dort ist sie mit ihren letzten wichtigen Dingen eingezogen und „campt" nun inmitten von Tochter und ihren Enkeln im Wohnzimmer, welches mehr einer Palliativstation als einem Wohnzimmer gleicht. Mittendrin steht das Pflegebett mit allerlei Schläuchen und Apparaten. Auf dem Wohnzimmertisch sind Medikamente und Pflegehilfsmittel und mittendrin eine glückliche Frau H., die mir ihr „letztes Camp" vorstellt. Sie sei so dankbar,

dass sie ihre letzten Tage im Kreis der Familie sein darf.
„Das glauben meine Enkelinnen mir nie“, sagte Fr. H., die, von Freudentränen überströmt, Piccolino bei sich im Bett ausgiebig streichelt. Die Tochter sagt, sie habe extra für eine „Kinderfreie Zone“ gesorgt, damit ihre Mutter von Piccolino was habe. Als wir uns verabschieden, sagt die Tochter, als sie uns hinausbegleitet: „So habe ich meine Mama seit Wochen nicht mehr erlebt. Kommen Sie nochmal wieder?“ Natürlich kamen wir nochmal wieder. Da war es der Oma dann aber auch wichtig, dass die Enkel dabei sind, denn „Wer weiß, wie lange ich noch da bin.“ Wir verbrachten noch einige schöne Nachmittage mit Frau H., ihrer Tochter und den Enkeln. Da fragten die Kinder doch wirklich, ob Piccolino auch zur Beerdigung von Oma mitkomme, war er am Ende doch auch zu ihrem Freund und Trauerbegleiter geworden.

Tierapeut

Der Hund muss es mögen, gestreichelt und bekuschelt zu werden.

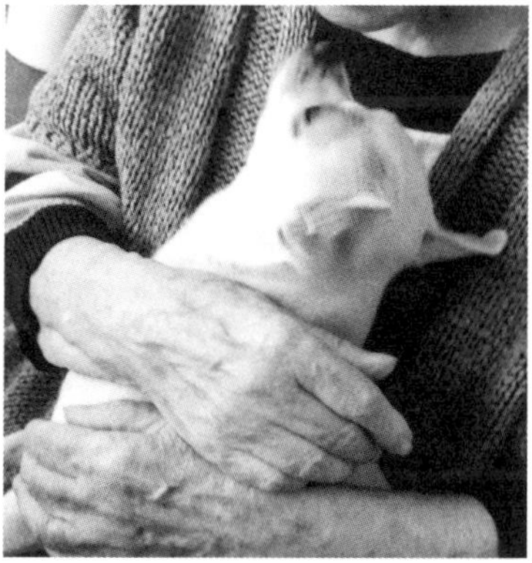

zu Begleitender

Auch der Mensch muss die Nähe und die Wärme mögen, den Kontakt suchen und mit dem Fell in Berührung kommen wollen.

2. Einsatz-Idee: NÄHE

Piccolino: *Ui, ui, ui, heute waren wir bei einer Frau, welche die ganze Zeit nach Georg gerufen hat. Sie lag nur in ihrem Bett und war sehr unruhig. Als Frauchen meine Decke in die Hand nahm, wusste ich bereits, ich solle mich dorthin zu ihr legen. Ganz geheuer war mir das nicht, weil die Frau immer so laut schrie, aber wir machten unsere Arbeit ganz gut, denn sie hörte wirklich auf!*

Mein Piccolino hat es gelernt, im Bett ganz ruhig liegen zu bleiben und sich an den Körper des Patienten anzuschmiegen. Das nennt man Kontaktliegen. Was so einfach ausschaut, ist nicht zu unterschätzen. Das ist nämlich ganz schön anstrengend für den Hund, sich auf Kommando auf ein extra Laken ganz ruhig an den Körper der Patientin zu legen, bzw. gelagert zu werden.
Auch bei Frau P. bereite ich mit der Tochter alles dafür vor. Die Tochter rief mich an, um Hilfe flehend, die Mutter sei sehr unruhig und nervös, rufe immer nach dem verstorbenen Ehemann, ihrem Vater. Kaum waren Hund und Mutter aneinander gelagert, hörten wir, wie die beiden schon nach kurzer Zeit in einem Rhythmus atmeten. Die Tochter sagt freudig und mit Tränen in den Augen: „Sie atmet viel ruhiger und das Rufen hört auf! Vielen Dank, was haben wir nicht schon alles ausprobiert, selbst mit schweren Beruhi-

gungstabletten, die sogar das Gegenteil bewirkten, nämlich noch mehr Unruhe! Vielen lieben Dank!“

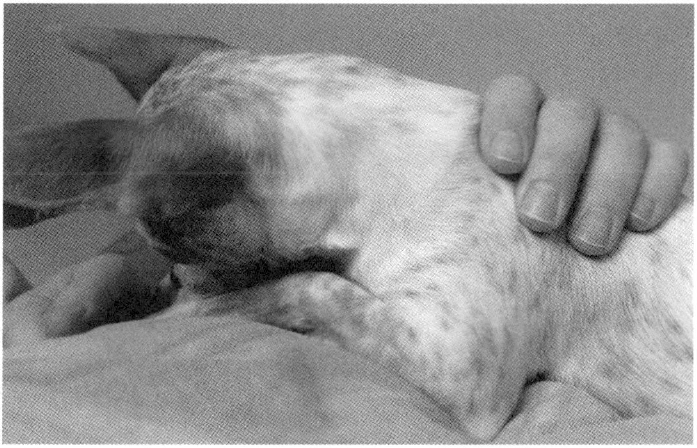

Hinweis: Hinter dem Begriff des Kontaktliegens verbirgt sich das Phänomen, dass Hunde die Nähe zu ihnen vertrauten Menschen suchen wie sonst im Rudel zu den anderen Tieren. Dabei zwängen sie sich nicht selten in die schmalsten Lücken, auch wenn sie wissen, dass sie eigentlich nicht ins Bett oder auf die Couch sollten. Dennoch, wer kann diesem Hundeblick widerstehen? Hunde lieben es, sich an vertraute Menschen anzukuscheln und an seinen Menschen „anzudocken“.

3. Einsatz-Idee: BETTBESUCH

Piccolino: *Oft können die Menschen, die wir besuchen, nicht mehr aufstehen. Die wünschen sich dann, dass ich zu ihnen ins Bett komme und freuen sich so, wenn sie mein weiches Fell streicheln... Manche sind dann so gerührt, dass sie Tränen in den Augen haben, denn so viel Nähe, sagt Frauchen, hatten sie lange nicht mehr... Sie müssen durch die Pflege zwar viel Nähe aushalten, ja sogar ein Eindringen in intimste Bereiche, aber Nähe und Wärme zu spüren und einfach so zu kuscheln, sowas können die meisten von ihnen nur noch mit mir.*

Tierapeut

Bei dieser Einsatz-Idee muss der Hund Nähe aushalten, still und ruhig liegen können und mögen! Das ist nichts für jeden Hund. Manche Hunde sind einfach keine großen „Kuschler“. Für Piccolino ist das auch „harte Arbeit“, während es für seinen Vorgänger ein Kinderspiel, ja ein Zuckerschlecken war, er liebte es. Da muss ich immer genau drauf achten, wann es ihm zu viel wird.

zu Begleitender

Für bettlägerige Patienten, die sich nur schwer oder gar nicht eigenständig bewegen können – oder auch für Bewohner mit demenziellen Erkrankungen –, kann die Anwesenheit eines Therapiehundes bei sich im Bett

Balsam für die Seele sein. Sie können die Hunde nicht nur streicheln, sondern auch mit ihnen spielen, kuscheln, die Nähe und Zuwendung genießen.

Hinweis:
Das war ein grenzwertiger Einsatz, denn das laute Rufen war für Piccolino sichtlich eine Herausforderung. Hätte es ihn dauerhaft gestresst, hätte ich den Einsatz in der Form abgebrochen, Piccolino in seinen Rucksack, seinen Rückzugsort, zu lassen und dem Menschen stattdessen eine beruhigende Hand- und Fußmassage mit Lavendel anzubieten. Doch die beiden waren dann schnell entspannt und wir erlebten wieder einmal einen tollen Moment mit einem heilsamen Effekt mit und durch Piccolino.

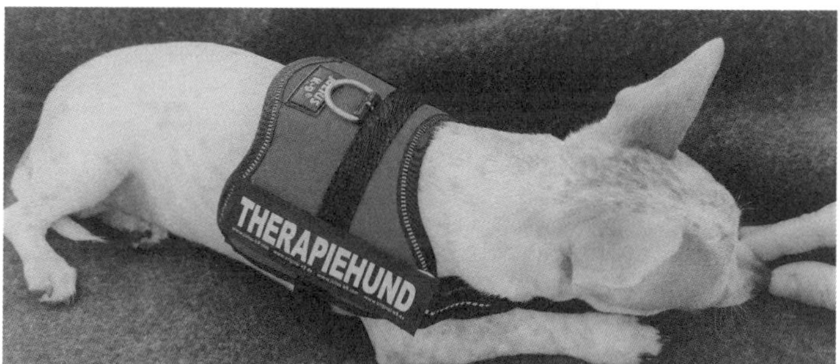

4. Einsatz-Idee: IM SCHOSS/IM ARM

Piccolino: *Oh wei, das ist wieder der, der mich so fest in den Arm nimmt und drücken will... Mensch Frau-*

chen, sag dem endlich mal, das geht auch weniger feste... Frauchen sagt, ich solle es bitte, bitte ausnahmsweise kurz aushalten, es tut dem Herrn einfach unheimlich gut... Ok, Augen zu und durch! Sicherlich gibt es dafür danach wenigstens ein mega gutes Leckerli, wenn er mich bis dahin nicht erdrückt hat. Frauchen lehrt ihn das bestimmt noch, wie er mich halten kann, ohne mich zu zerquetschen und wie ich es auch ein bisschen kuschelig und gemütlich hab...

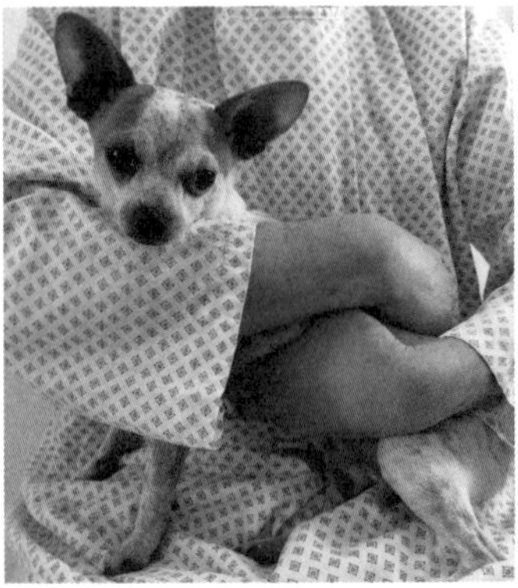

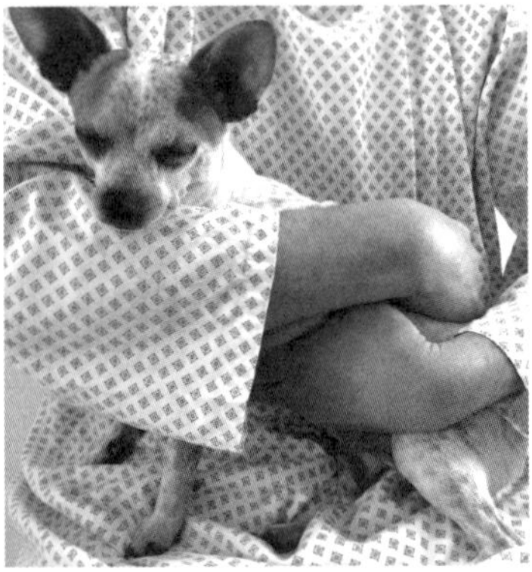

Tierapeut

Nähe aushalten, still sitzen, umarmt und gestreichelt werden (und mögen!).

zu Begleitender

Für bettlägerige Patienten, die sich nur schwer oder gar nicht eigenständig bewegen können, ist es besonders wertvoll, wenn der Hund zu ihnen auf den Schoß oder ins Bett kommt.

Hinweis: Auf dem Foto sehen Sie, dass das für Piccolino nicht angenehm ist, er hat es jedoch als Arbeit angesehen. Ich beobachtete ihn genau, ob er es wirklich kurz aushält, rettete ihn dann jedoch bald aus der Situation, indem ich ihn neben dem Patienten sitzend auf meinen Schoß nahm und der Patient ihn einfach nur noch streichelte. So etwas muss der Hundeführer immer genau im Blick haben und abwägen, wo die Grenze ist und dann entsprechend reagieren.

5. Einsatz-Idee: FÜTTERN
„Darf er so ein kleines Stückchen Keks haben?"

Bei einem unserer Besuche im Hospiz stellte Frau W. die Frage aller Fragen: *„Darf ich ihm was von den Keksen geben?"* An meinem Blick sieht Frau W. bereits, was ich denke, nämlich: ‚Oje, bitte nicht!' Und sogleich bettelt sie weiter: *„Ich möchte ihm auch nur so ein ganz kleines winziges Stückchen geben und damit Freude machen, er schenkt mir ja auch immer so viel Freude, wenn er hier mit mir kuschelt!"* Ich muss laut lachen. Der Blick von Frau W. – wenn Sie ihn nur sehen könnten! – ist einfach nur köstlich! Ich sage: *„Frau W., Sie haben den Hundebettelblick aber auch schon gut drauf!?"*
„Ja", meint sie, *„das habe ich mir bei Piccolino abgeschaut!"*

Ich: *„Fehlt nur noch, dass Sie so winseln und mit dem Schwanz zu wedeln beginnen!“* Wir lachen beide. Natürlich durfte sie.

Hinweis: Normalerweise dürfen Patienten Piccolino Leckerchen geben, die ich bei mir habe und von denen ich weiß, er verträgt sie, notfalls auch in größeren Mengen – notfalls! Frau W. hat jedoch mit solch starker Übelkeit und Erbrechen zu kämpfen, dass bei ihr ein minimaler Geruch, den wir nicht mal wahrnehmen, bereits Erbrechen auslösen kann.

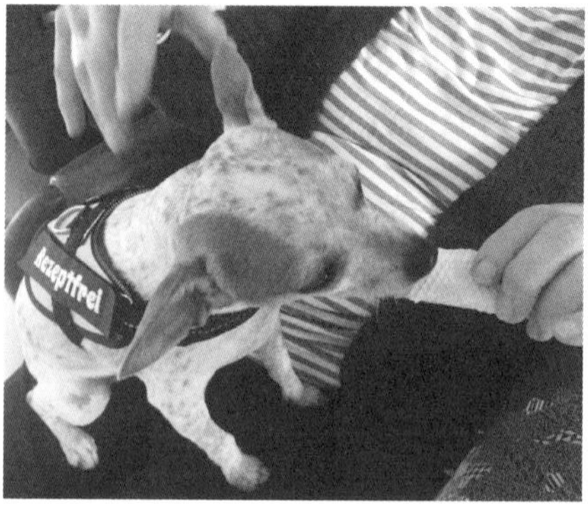

Tierapeut

Der Hund muss Leckerchen (in dem Fall Keks) mögen und vertragen und sie auch ruhig entgegennehmen können, ohne dass es ausversehen zu einem Biss kommt, weil Keks und Finger verwechselt werden.

zu Begleitender

Der Mensch muss es mögen, den Hund aus der Hand zu füttern, den Geruch des Hundeleckerchens, auch die Berührung von Hundefutter und eventuell auch den Kontakt mit Speichel des Hundes tolerieren.

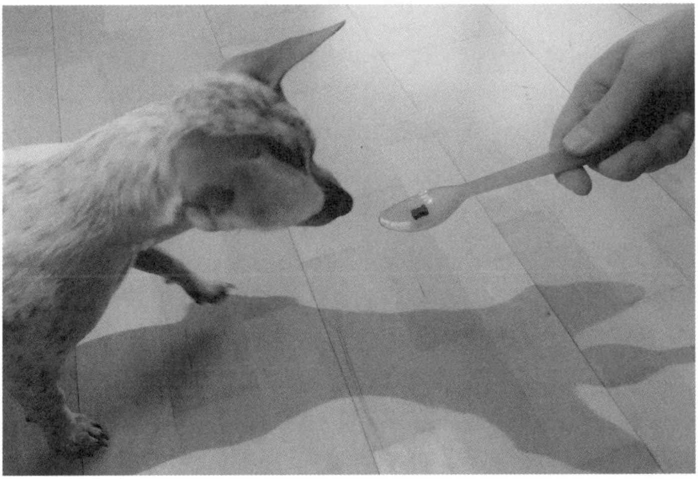

Tipp: Für Menschen mit Berührungsängsten, auch aus hygienischen Gründen oder weil der Hund einfach zu hastig die Leckerchen entgegennimmt, ist ein Löffel, eine Schöpfkelle oder eine Fliegenklatsche zu empfehlen, um das Leckerchen dem Hund anzureichen, sodass er es sich dort wegnimmt.

6. Einsatz-Idee: SNACKBALL

Piccolino: *Heute kommt endlich wieder ein Snackball zum Einsatz. Ach, wie ich das liebe! Die nette Frau da füllt mit Frauchen immer Leckerli rein, dann rollen sie ihn mir auf dem Boden entgegen. Ich drehe und wende den Ball, damit was für mich rauspurzelt. Manchmal füllen sie auch noch einen zweiten und dritten Ball für mich!*

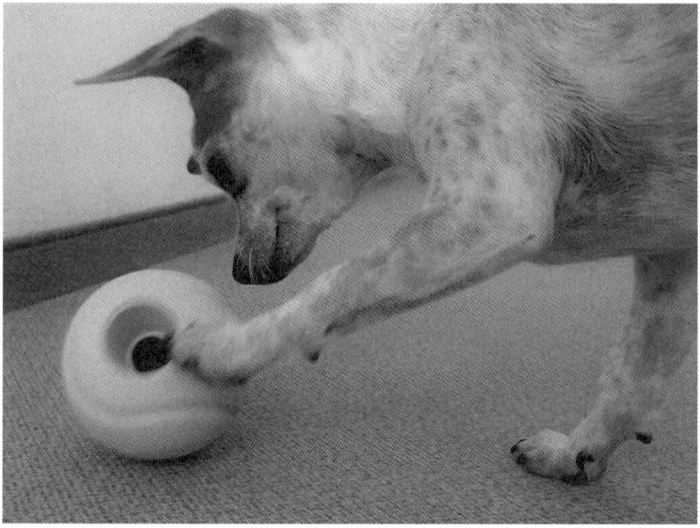

Tierapeut

Das ist mal eine Übung, bei der der Hund nichts wissen oder können muss – und es entsteht trotzdem eine (Inter)Aktion dabei. Der zu Begleitende hat zu tun auch der Hund legt dann los, indem er den Ball so lange bewegt, bis alle Leckerchen rausgefallen sind.

zu Begleitender

Der Mensch darf den Leckerli-Ball füllen, dabei ist er feinmotorisch aktiv. Bei der Übergabe oder dem Werfen des Balles wird die Grobmotorik gefördert. Während der Hund dann den Ball bewegt, um an die Leckerlis zu kommen, ist der Mensch maximal visuell aktiviert, das ist fast so wie Aquarium oder TV schauen.

7. Einsatz-Idee: LECKERLI-RUTSCHE

Piccolino: *Also, das ist ein alter Schlauch von dem Staubsauger, der seinen Geist aufgegeben hat. Schau, das hat mein Frauchen damit gemacht: eine Leckerli-Rutsche! Das ist ideal, weil ich so klein bin. Herr W. im Seniorenheim, der nicht mehr aus dem Sessel aufstehen und sich auch nicht zu mir herunterbeugen kann, schmeißt mir das Leckeli oben rein und ich fange es unten, wenn es ankommt.*

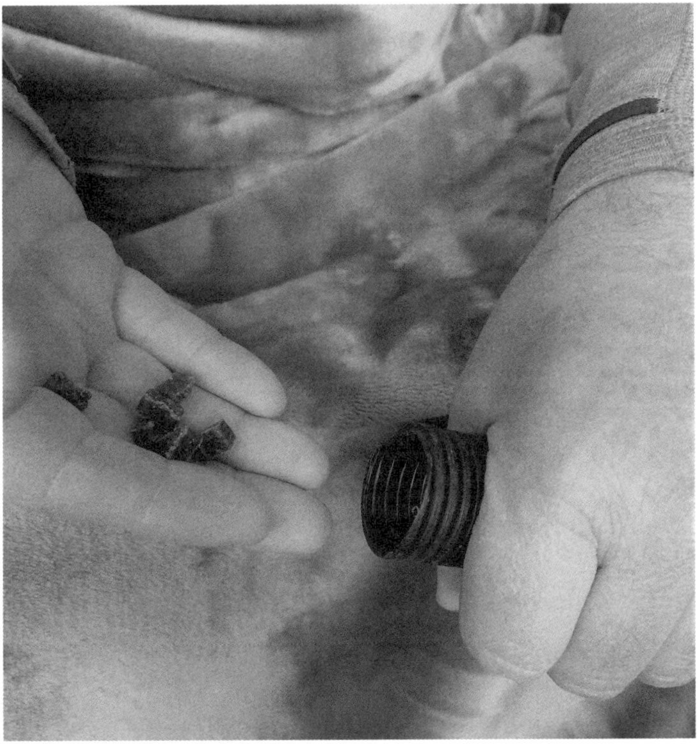

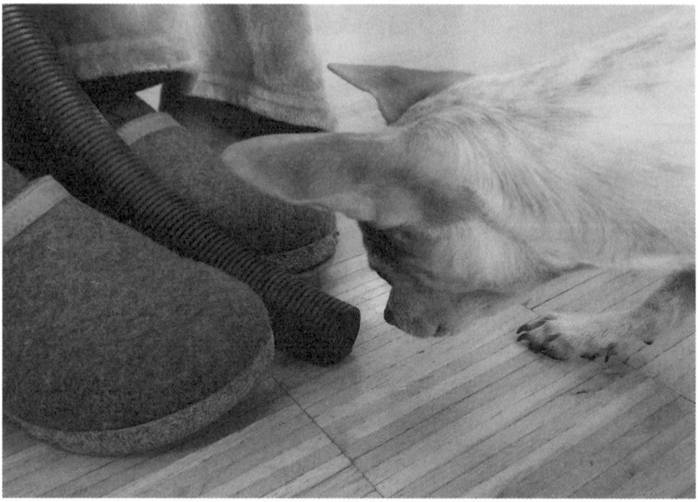

Tierapeut

Auch hier muss der Hund nur Leckerli mögen – naja, und vielleicht noch ein wenig geduldig unten am Rohrausgang warten können.

zu Begleitender

Der Mensch darf die Leckerlis oben reinwerfen. Das schult nicht nur die Fein- und Grobmotorik, sondern stillt auch eines der Bedürfnisse, die ich bei Pflegebedürftigen immer wieder wahrnehme, nämlich: Bestimmen und Belohnen/Füttern.

Bestimmen, weil diese Menschen häufig nur mehr wenig selbstbestimmt sein können. Oft sind sie angewiesen auf Hilfe und Pflege. Diese Abhängigkeit lässt sie nicht selten völlig fremdbestimmt fühlen und wenn dann sie bestimmen können, schenkt es ein Gefühl

„Jetzt bin ich hier mal der Boss und sage, wo es langgeht, wann es Belohnung und Leckerchen gibt!“
Ein nicht zu unterschätzender Effekt. Ähnliches erlebe ich bei Übungen, bei denen der Pflegebedürftige die Kommandos gibt.

8. Einsatz-Idee: MURMELBAHN

Piccolino: *In diese Murmelbahn legen die Menschen mir oben runde Leckerchen rein und ich muss warten, bis sie unten ankommen, obwohl ich sie lieber schon zwischendrin bei der 2. oder 3. Bahn schnappen würde. Da klingelt es sogar auch und dann erst darf ich es mir schnappen!*

Tierapeut

Der Hund muss geduldig warten können. Es ist also eine Impulskontroll-Übung, bis die Leckerchen unten ankommen.

zu Begleitender

Der zu Begleitende ist wieder gefragt, indem er die Leckerchen oben hineingibt. Er muss außerdem darauf achten – indem er ein Kommando wie „Warte“ gibt –, dass der Hund es sich nicht schon vorher schnappt. Doch: Es gibt kaum runde Leckerchen, die man hierfür verwenden kann, weshalb es sich lohnt, gemeinsam mit dem Klienten selbst welche zu backen. Eine schöne Aktivität und feinmotorisch-haptische Förderung. Im Netz finden sich dazu zahlreiche Hunde-Leckerchen-Rezepte.

Tipp: Gerade bei Menschen älteren Semesters ist das Spiel sehr beliebt, weil es eines der ältesten Spielzeuge ist und viele so eine Murmelbahn selbst hatten.

ACHTUNG: Diese Murmelbahn ist für viele Demenzkranke sowie für Kinder mit geistiger Beeinträchtigung zu gefährlich, denn wie schnell würde eine Murmel im Mund landen und verschluckt werden. So entstand die nächste Einsatz-Idee.

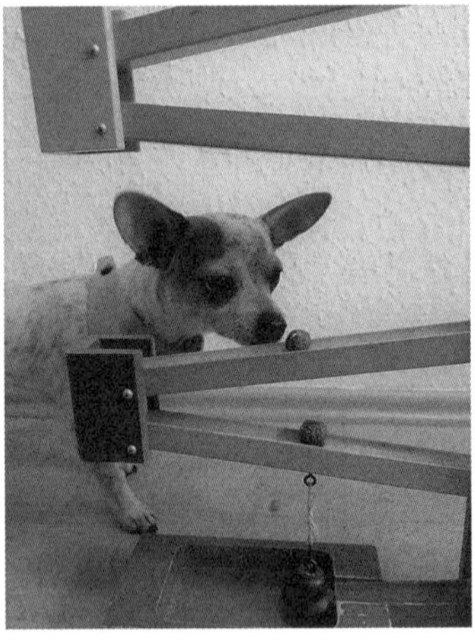

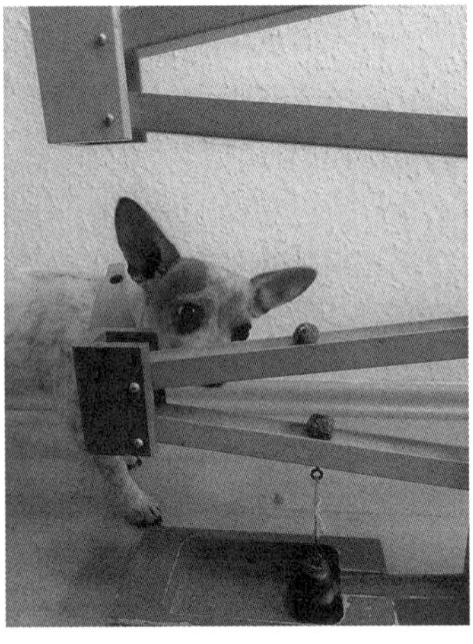

9. Einsatz-Idee: BALLBAHN

Piccolino: *Mein Frauchen holte im Flohmarkt eine Kugelbahn mit größeren Bällen, denn sie hatte Angst, dass die Senioren in der Demenz-Tagesstätte die Murmeln verschlucken könnten. Siehe da, es passen in die Flohmarkt-Kugelbahn genau meine Lieblingsbälle rein! Und noch besser: Nicht der Mensch, sondern ICH lege den Ball oben ein und die Menschen fangen ihn auf oder schauen einfach nur zu! Toll, oder?!*

Tierapeut

Der Hund kann wieder – ähnlich wie bei der Murmelbahn – warten, bis der Ball unten ankommt. Oder er kann, wie Piccolino, den Ball selbst oben reinlegen. Das dauert zwar ein wenig, bis der Hund es gelernt hat, denn das ist gar nicht so leicht, aber es ist ein wahres Highlight und begeistert alle.

zu Begleitender

Der Mensch legt die Kugel selbst oben in die Bahn oder gibt sie Piccolino, sodass er sie selbst reinlegt, dann schauen alle zu. Apportiert der Hund den Ball danach, darf der Klient ihn wieder mit Leckerchen belohnen.

Hinweis: Auch wenn wir nicht in der Kinderhospizarbeit tätig sind, so sind bei vielen unseren Besuchen bei Schwerkranken und Sterbenden Kinder, Enkel, manchmal sogar Urenkel dabei, die dann ebenfalls interessiert sind an meinen Aktivitäten mit Piccolino. Dafür eignen sich dann besonders solch Kinderspiele wie Kugel- oder Murmelbahn, Steckspiel... So können Hund, Sterbender und die Kinder gleichermaßen gut an der Interaktion teilhaben. Es entstehen oft berührende generationenübergreifende Einsätze.

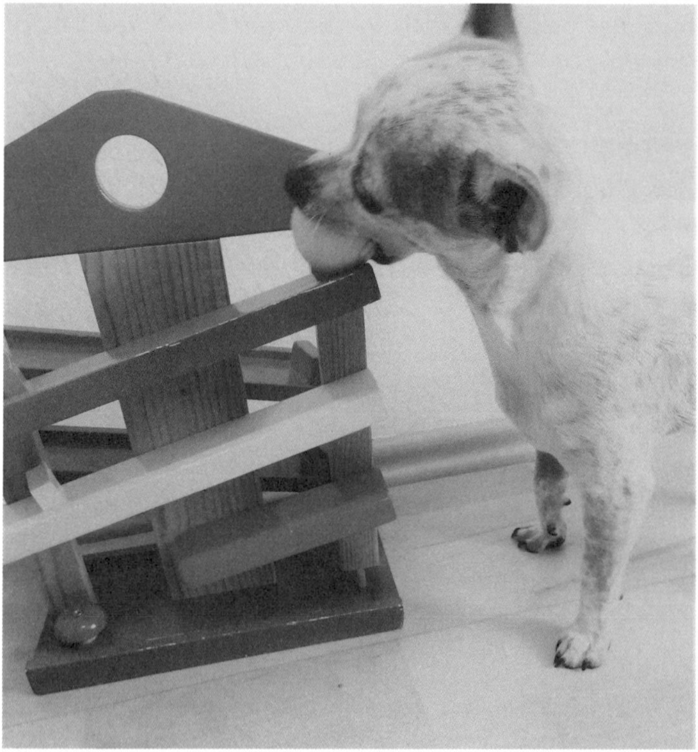

10. Einsatz-Idee: ZERREN

Piccolino: *Dieser Mann, den wir nun seit Wochen besuchen, war heute einfach nicht mehr da. Sein Bett war leer. Im Zimmer ist niemand mehr. Traurig bin ich, war das doch einer meiner liebsten Besuche, denn Herr K. hat immer so schön mit mir gezerrt und gespielt. Da konnte ich auch mal zeigen, wieviel Kraft ich habe. Mein Frauchen hat extra ein Spiel für ihn und mich gekauft: zwei Zöpfe zum Zerren, mit denen wir dann im Bett hin und her gezerrt haben. Das war was Besonderes, denn meistens muss ich im Bett eher still liegen und anschmiegsam sein. Mit ihm war es aber eine wahre Gaudi!*

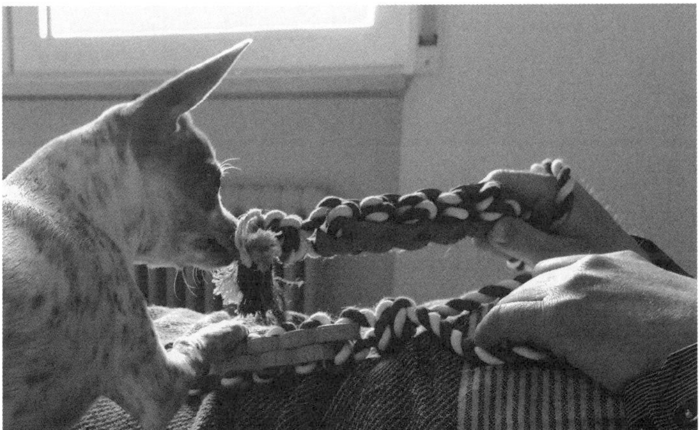

Ich hab zwar schnell lernen müssen, dass ich nur an einer Seite zerren darf, nicht da, wo die Hände von Herrn K. sind. Aber das macht nichts, das hab ich schnell kapiert und wir waren ein super Zerr-Team,

Herr K. und ich. Doch bei den letzten Besuchen wurde Herr K. schon schwächer, beim letzten Besuch lag ich nur auf seinem Bauch. Er hatte die Augen zu. Ich winselte, wollte ich doch wieder zerren, aber Herr K. legte nur noch einmal schwach seine Hand auf mein Köpfchen. Dann nahm mich Frauchen aus dem Bett. Mach's gut, mein Freund, es war schön mit dir! Irgendwann sehen wir uns alle wieder, sagt Frauchen. Dein Piccolino.

Tierapeut

Der Hund muss vorher lernen, dass die Schlaufe, dort, wo der Mensch festhält, für ihn tabu ist, während er nur an der anderen Seite zerren darf.

Tipp: Deshalb nehme ich dieses Spiel auch wirklich nur im therapeutischen Kontext. Diese Zerr-Spiele bekommt der Hund nicht für sich Zuhause zum Spielen (auch aus Hygienegründen), sondern das ist nur in der Einsatztasche für unsere Einsätze. Das mache ich übrigens generell so mit den Spielsachen, die für den Einsatz sind. Denn so sind diese mit einer bestimmten Konzentration und Besonderheit verknüpft.

zu Begleitender

Sehr beliebt, gerade bei Männern, ist jede Möglichkeit zum Krafttraining und Kräftemessen. Dazu eignet sich ein Zerrspiel, wie Sie auf dem Foto sehen. Sinnvoll ist es für bettlägerige Patienten, die noch wunderbar mit ihren Händen aktiv sind, viel mit den Händen getan haben und sich gerne wo festhalten.

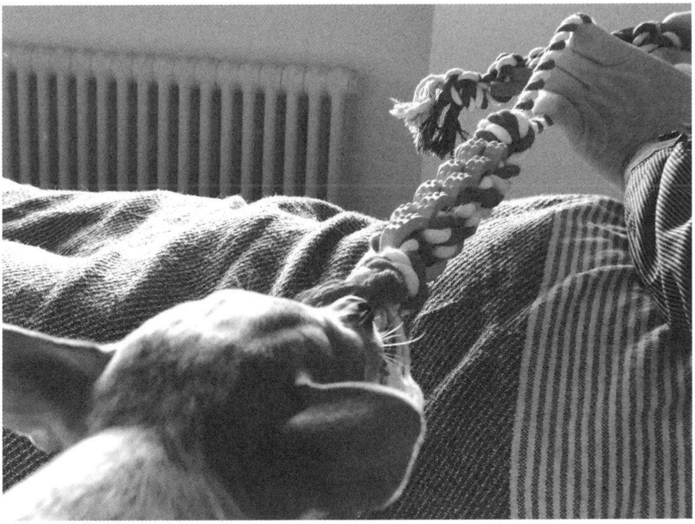

Dem Mann haben wir extra ein Zerrspiel besorgt, ganz bewusst dieses Zerrspielzeug, bei dem es eine Schlaufe auf der einen Seite gibt, an der der Mensch festhält, und auf der anderen Seite hält der Hund fest. Gerade in der Sterbebegleitung erlebe ich es immer wieder, dass das Festhalten vor dem Loslassen eine wichtige Rolle spielt, dass manche Menschen noch einmal etwas zum Halten, Halt brauchen. Insofern eignet sich das Zerren, weil es durch das Halten auf der einen und das Ziehen auf der anderen Seite ein Feedback und Halt gibt. Wirklich eine wunderbare Erfahrung für Mensch und Hund.

Achtung: Wenn man dem Hund so ein Zerrspieli (links) besorgt, ist es ganz wichtig, dem Hund es so beizubringen, dass keine Unfälle passieren, z.B. aus

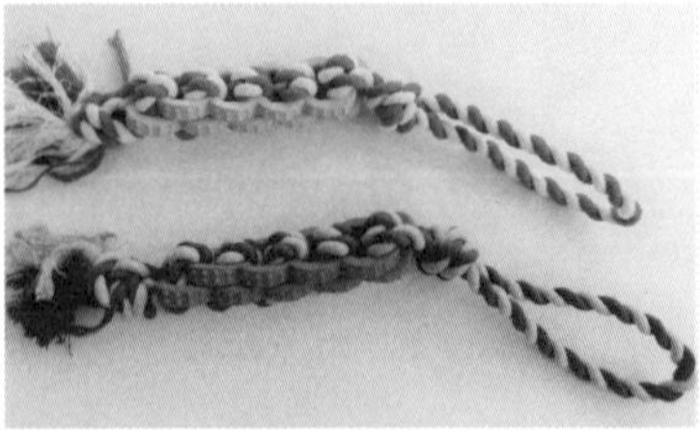

Versehen danebengezwickt wird, wie es beispielsweise bei der Abbildung rechts passieren könnte, weil es keine klare Abgrenzung für den Hund durch z.B. eine Schlaufe für den Menschen gibt.

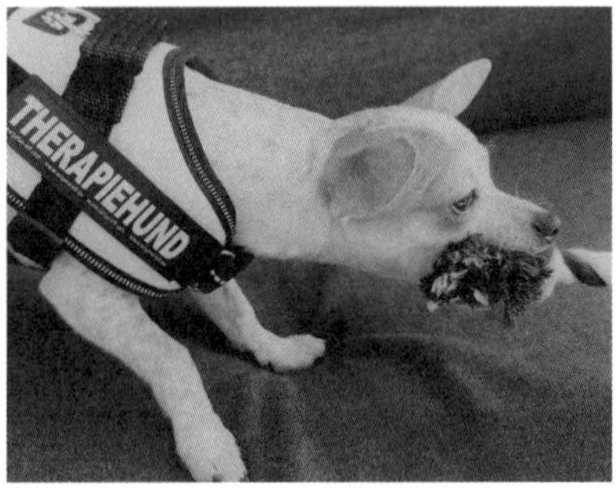

Für diese Zerrspiele eignet sich nur ein Hund, der wirklich verstanden hat, dass die Seite des Menschen für ihn tabu ist. Viele Hunde vergessen im Zerrspiel alles um sich herum, schnappen mal daneben. Dann sind Unfälle vorprogrammiert und diese Einsatz-Idee definitiv nichts für Ihren Hund. Wägen Sie hier genau ab.

11. Einsatz-Idee: PFOTE

Piccolino: *Pfötchen geben, das hab ich gleich ganz am Anfang, als ich noch sehr klein war, von Frauchen gelernt. Später brachte mir Herrchen bei, wie ich statt Pfote in die Menschenhand und Pfötchen auf den Fußrücken gebe, denn manche Patienten oder alte*

Menschen können sich nicht mehr zu mir runterbücken und ich bin ja nicht so groß wie ein Schäferhund!

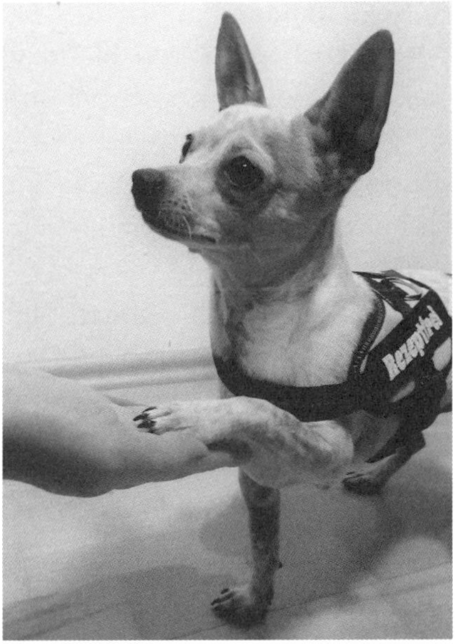

Tierapeut

Das ist vielleicht eines der einfachsten „Hunde-Kunststücke", das schnell erlernbar ist, ob der große Hund auf die Hand und der kleine vielleicht sogar auf den Fußrücken.

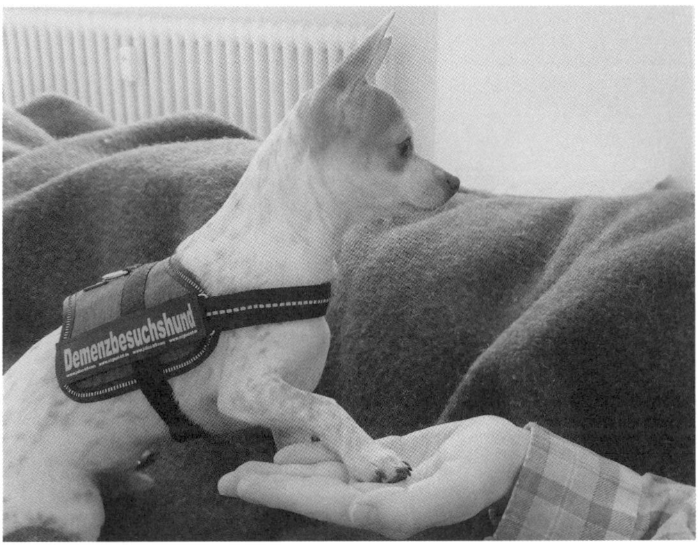

zu Begleitender

Der Mensch muss den Hund verbal durch ein Kommando und auch nonverbal durch entsprechende Geste, z.B. Hand hinstrecken, anleiten und auffordern können, dass der Hund die Pfote gibt. Im Anschluss darf er dann auch ausgiebig loben und belohnen.

Tipp: Auch durch Targettraining[5] können Sie den Hund dazu bringen, die Pfote aufs Knie oder den Kopf aufs Knie zu legen. Dazu üben Sie einfach mit einem „Target", zum Beispiel einem kleinen Handtuch.

Achtung: Wenn die Krallen Ihres Hundes zu lang sind, bzw. er die Pfote nicht sehr sanft gibt, schützen Sie den Menschen mit einem Handtuch, damit es keine Kratzer und Verletzungen gibt.

---

[5] Targettraining ist eine Methode zur Konditionierung. Dabei dient ein Target (englisch Target = Ziel) als Hilfsmittel. Der Hund wird darauf trainiert/konditioniert, das sogenannte Target, einen Gegenstand (z. B. einen Stab, den Targetstick, ein Symbol, ein Handtuch, einen Punkt am Boden, usw. auch die Hand des Trainers), mit einem Körperteil (üblicherweise Nase oder Pfote) zu berühren und bei Fortbewegung des Targets Kontakt zu halten bzw. zu folgen. In dem Fall ist das Target ein kleines Handtuch, was man aufs Knie des Betreuten legt und der Hund dann mit Pfote, Schnauze oder Kinn berührt.

12. Einsatz-Idee: GIB FÜNF

Piccolino: *Nachdem ich Pfoti konnte, lernte ich natürlich sehr schnell „Gib Fünf", was ich seither am liebsten und ständig mache. An der Stelle möchte ich euch Zora, eine Rackdoll-Katze, vorstellen. Sie macht ganz hervorragende Arbeit mit ihrem Frauchen, nämlich ganz ähnlich wie wir. Schaut, sie kann ebenfalls „Gib Fünf" und „Pfote". Auch Katzen sind hervorragende therapeutische Begleiter, je nach Gemüt und je nachdem, wie man sie auf den Dienst vorbereitet, immer wieder trainiert und übt.*

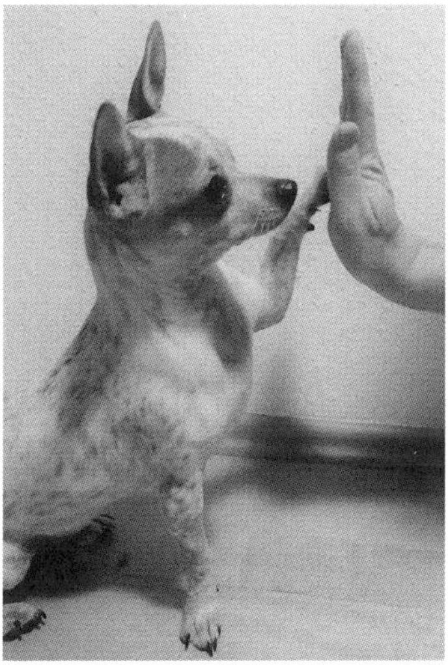

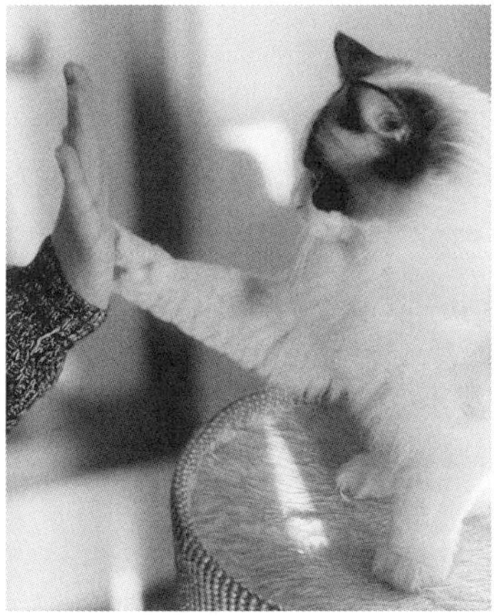

Tierapeut

Der Mensch fordert das Tier mit „Gib Fünf" auf, auch seine Hand zu heben und die hochgestreckte Hand zu geben – so wird automatisch die Motorik von Mensch und Hund angeregt.

zu Begleitender
Der Mensch muss sich auf die Übung einlassen, die Hand heben und das Kommando geben können. Manchmal muss er auch ein wenig Geduld mitbringen, wenn das Tier nicht gleich mitmacht.

Tipp: Nach „Pfoti“ und „Gib Fünf“ kann man dem Hund das Winken beibringen. Das kommt immer gut an, gerade auch als Abschiedsritual am Ende des Einsatzes.

13. Einsatz-Idee: SCHNÜFFELBALL

Piccolino: *Heute sind wir mit dem Schnüffelball im Einsatz! Der nette Mann tut mir da immer Leckerli rein, lässt mich riechen und legt mir den Ball dann auf den Boden.*

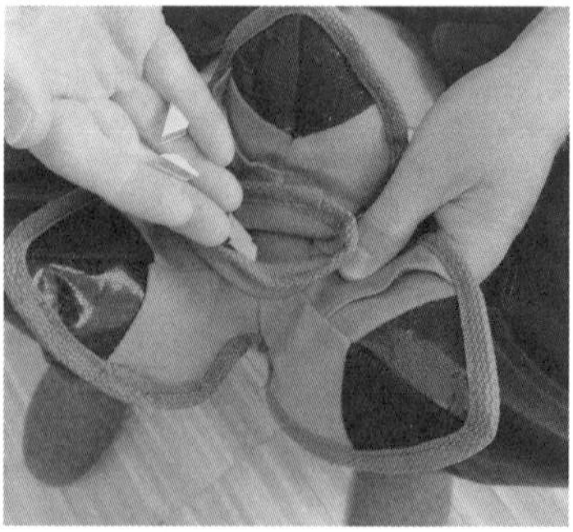

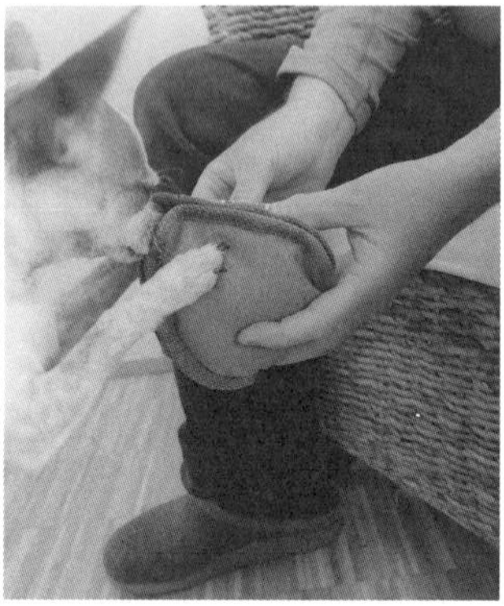

Tierapeut

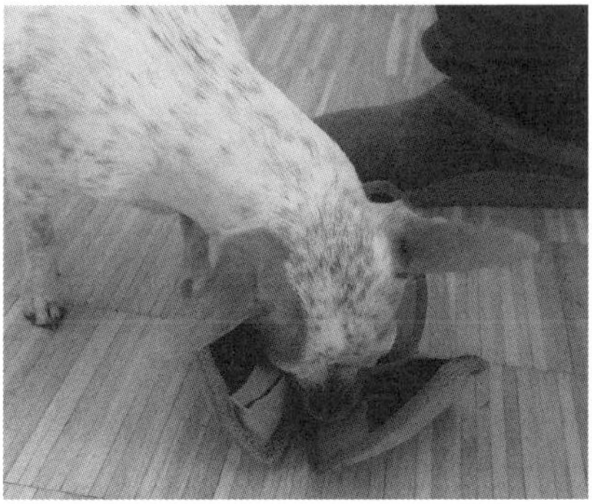

Solch ein Schnüffelball ist herrlich für alle Hunde, die gerne bei der Nasenarbeit mitmachen. Er muss also nur mit der Nase suchen, braucht sonst nichts weiter zu können.

zu Begleitender

Der Mensch kann den Schnüffelball für den Hund mit Leckerchen bestücken, so wird zeitgleich die Motorik gefördert. Dann darf er ihn übergeben, werfen oder rollen und kann zusehen, wie der Hund sich seine Leckerchen herausarbeitet.

14. Einsatz-Idee: DO-IT-YOURSELF-SCHNÜFFELKISTE

Piccolino: *Das ist ein ganz wunderbares Spiel! Wo ich überall meine Nase hineinstecken, schnüffeln und allerlei Leckerchen finden kann! Das macht richtig Spaß!*

Tierapeut

Der Hund darf keine Scheu vor einer Kiste und Klorollen haben. Er sollte neugierig sein und sich trauen, daran zu schnüffeln, um an die Leckerlis zu kommen.

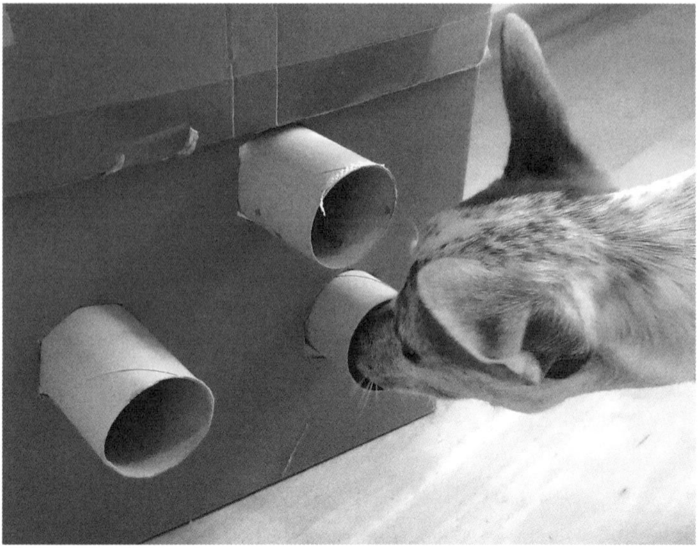

zu Begleitender

So eine Schnüffelkiste kann man sehr einfach selbst anfertigen: Irgendeine alte Kiste nehmen, Löcher hineinschneiden, gerade mal so groß, dass Klopapierrollen hineinpassen, um selbige dort hineinzustecken. Dort hinein kann man Leckerchen verstecken. Der Hund wird interessiert um die Kiste herumlaufen und seine Nase in die Löcher und Rohre stecken. Wenn ihre Klienten noch gut mit den Händen mitarbeiten können, wäre es schön, sie können beim Basteln der Kiste mithelfen.

Die Kiste auf dem Foto habe ich zum Beispiel gemeinsam mit einem Mann, der im Rollstuhl saß, gebastelt. Das war eine schöne gemeinsame Aufgabe! Die Anwendung durch den Hund und den Spaß des Hundes an der fertigen Kiste zu sehen, bot neben der motorischen Betätigung Lebensfreude pur.

15. Einsatz-Idee: SCHNÜFFELTEPPICH

Piccolino: *Als mir Frauchen diese sonderbare Decke kaufte, war ich ganz begeistert. Aber nicht nur ich, sondern auch der Mann, den wir einmal die Woche besuchen, der immer in seinem Sessel sitzt. Diese Decke legt Frauchen ihm dann auf den Schoß und über die Beine. Darauf sind Laschen und Taschen vernäht, die man mit Leckerli füllen kann. Ich darf sie dann erschnüffeln und verputzen!*

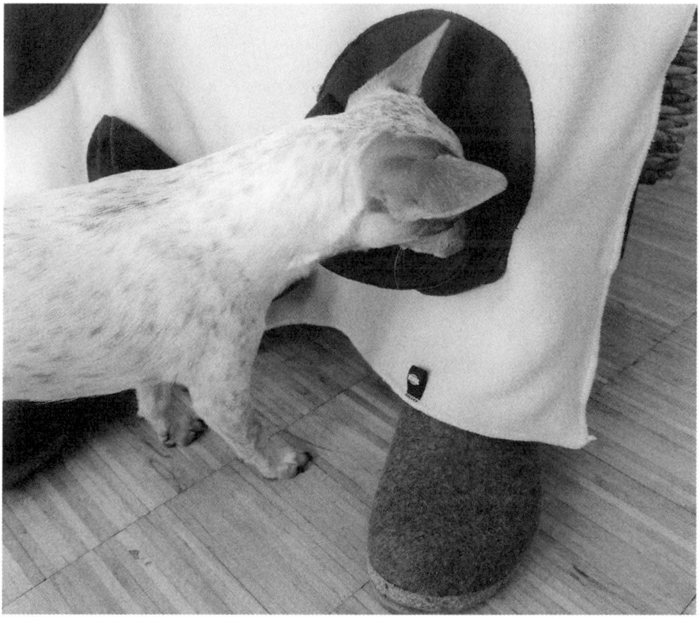

Tierapeut

Der Hund muss gerne Leckerchen suchen und sich nicht scheuen, an der Schnüffeldecke, die ziemlich nah am Menschen liegt, zu schnüffeln, zu suchen und die Leckerlis sanft herauszuholen.

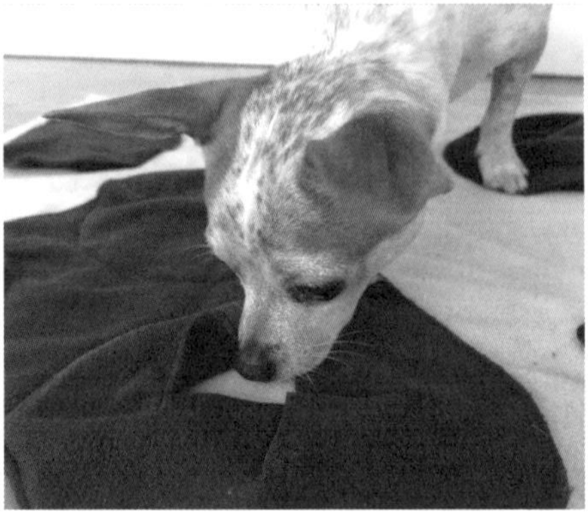

zu Begleitender

Der Schnüffelteppich ist wie eine Fleecedecke (B3), weshalb Klienten diese gerne haben. Darin sind Fächer eingenäht, in denen man Leckerchen verstecken kann. Das ist ein schönes haptisches Gefühl für den Menschen, z.B. im Altenheim oder auch auf der Palliativstation. Die Menschen sind immer begeistert, wenn der Hund alles herausfindet.

16. Einsatz-Idee: SCHNÜFFELWAND

Piccolino: *Nein, das ist kein Insektenhotel, das hat Frauchen für MICH gemacht! Erst hat sie Klorollen gesammelt, diese dann zusammengebunden und darin Leckerchen versteckt, die ich jetzt suchen darf!*

Tierapeut

Es ist eine schöne Beschäftigung, die man selbst gestalten kann und für die man alles Material, nämlich recycelte Klopapierrollen, Zuhause hat.

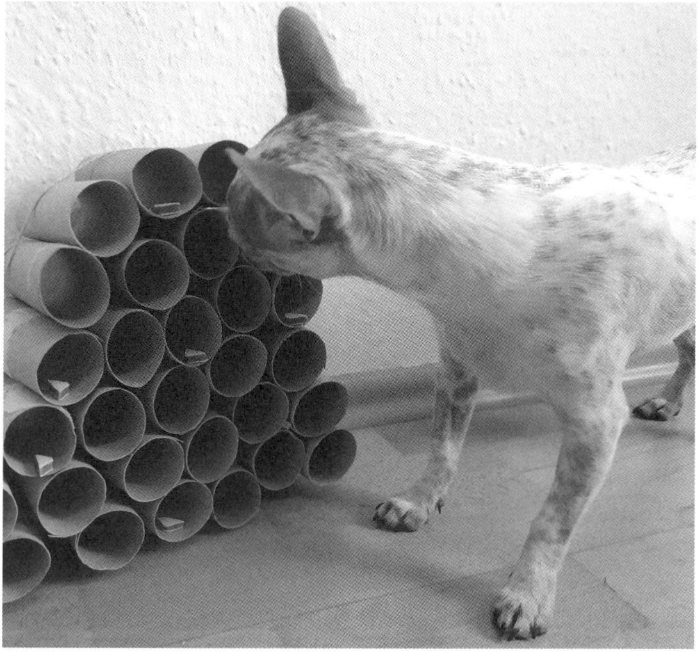

zu Begleitender

Für den Klienten ist es eine feinmotorische Übung – sowohl bei der Herstellung, beim Zusammenbinden der Klorollen, als auch beim Verstecken der Leckerchen darin.

Senioren lieben übrigens solche Up-Cycling-Dinge, weil sie denken, die Jugend schmeiße immer gleich alles weg. Frau T. war bei dieser Idee sofort dabei.

„Als ich bei Frau T. Zuhause ankam, rief sie mir – sie sitzt im Rollstuhl – schon von der Haustür aus zu, dass die ganze Familie nun Klorollen sammle. Ich staunte nicht schlecht, denn diese Menge reicht bestimmt für die nächsten Jahre. Prima!

17. Einsatz-Idee: SITZGYMNASTIK

Piccolino: *Wenn ich zur Senioren-Sitz-Gymnastik mitkomme, sieht das so aus:*
Die Ringe werden geworfen, ich bringe sie zurück, ich fädele sie auf Fuß und/oder Arm oder hole sie wieder runter. Ich tippe auf Füße (abgewandeltes Pfoti), rechts links, rechts links, dazu halten mir die Damen und Herren die Füße entgegen.

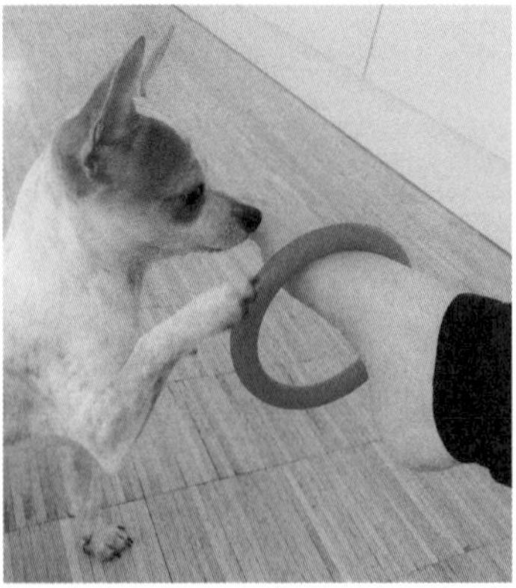

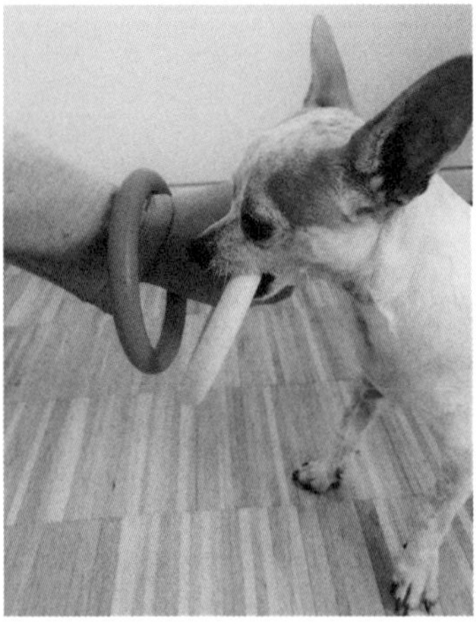

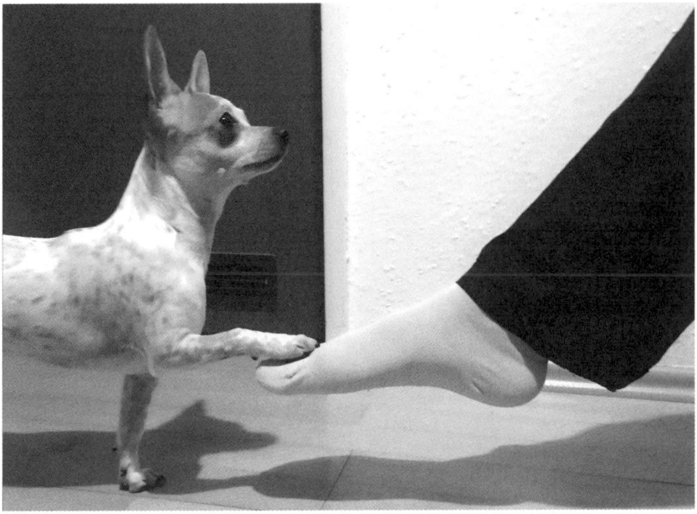

Tierapeut

Der Hund hat gelernt, die Reifen zu apportieren, sie auf einen Arm und/oder Fuß zu fädeln oder wieder herunterzuholen usw.

zu Begleitender

Die Aktivitäten des Hundes animieren den Menschen zum Mitmachen. So macht Bewegung richtig Spaß! Diese Übungen sind auch im Sitzen, ja sogar im Pflegebett möglich. Dabei sind die Gymnastikreifen vielfältig einsetzbar.

Tipp: Sowohl im Therapieversand als auch im Hundebedarf sind diese Gummi-Gymnastikringe in allerlei Farben und Größen zu finden.

18. Einsatz-Idee: GYMNASTIK

Piccolino: *Bei dieser Gymnastik sitzt der Mensch auf dem Boden. Ich krabbel unter den Beinen hindurch und hüpfe dann oben drüber auf die andere Seite zurück.*

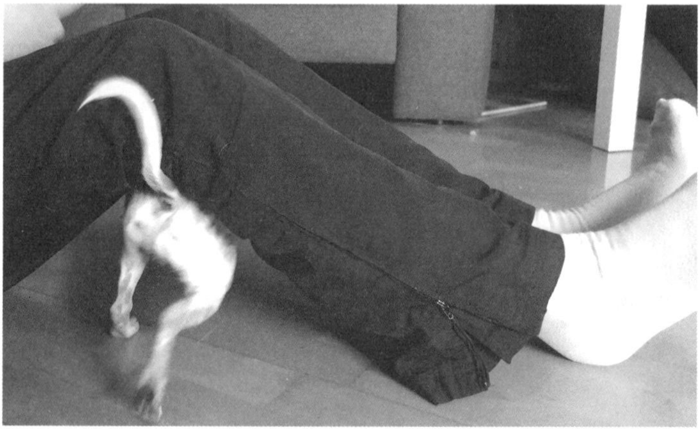

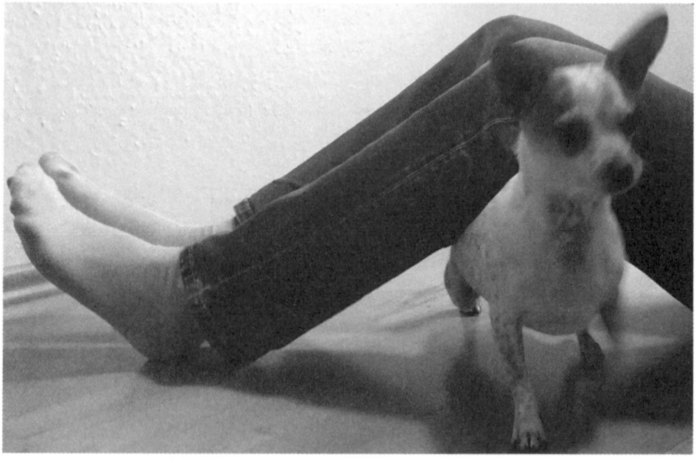

Tierapeut

Der Hund lässt sich durch ein Leckerli unter den Beinen durchführen und über die Knie/Beine hüpfen.

zu Begleitender

Für diese Übung muss der Klient fitter sein, auf dem Boden sitzen, die Beine anheben und wieder absenken können, damit der Hund unten durch und drüber kann. Manchmal haben wir diese Übung auch schon im Pflegebett oder auf der Couch hinbekommen, weil Piccolino gerade mal so groß wie eine Katze ist.

19. Einsatz-Idee: SPRUNG

Piccolino: *Schau, wie schnell ich über die Hindernisse hüpfe! Mein Frauchen bekommt bei meinem Speed kaum ein ordentliches Foto hin!*

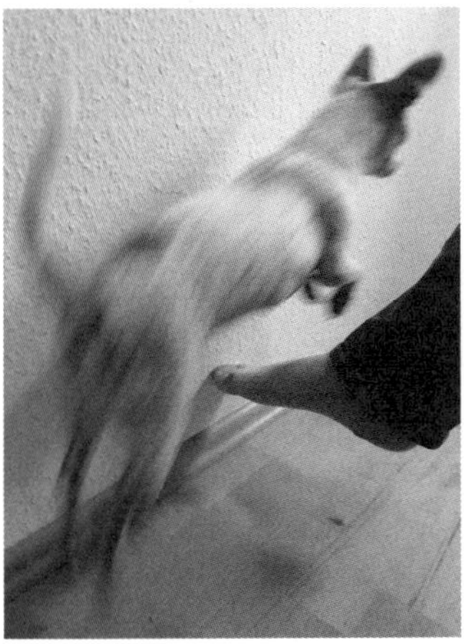

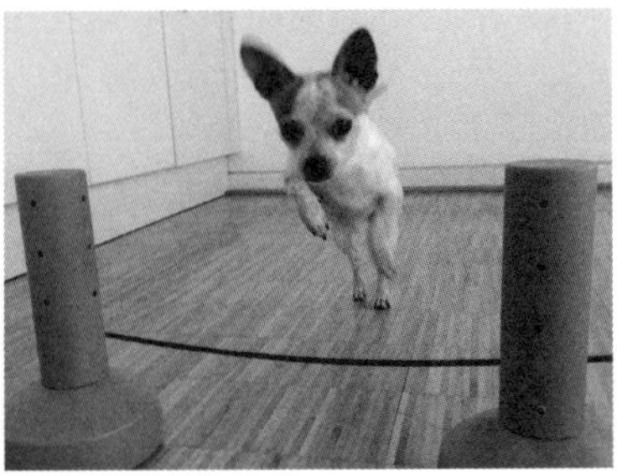

Tierapeut

Der Hund muss springen mögen und können, so

kann er über Agility-Hürden, umgedrehte Stühle, Beine, Krücken usw. springen.

zu Begleitender

Der Mensch kann das Kommando dazu geben, er kann auch seine Krücke oder sein Bein als Hürde hinhalten. Das macht den meisten richtig Spaß, gerade wenn der Hund „ihrem Kommando“ folgt und es ausführt.

20. Einsatz-Idee: APPORTIEREN

Piccolino: *Inzwischen liebe ich es, Dinge, die die Menschen mir werfen, wieder zurückzubringen, denn sie freuen sich jedes Mal und belohnen mich immer mit vielen Leckerlis. Anfangs habe ich noch nicht richtig verstanden, was die Menschen von mir wollen. Das Ganze heißt wohl „apportieren“ und sie sagen dann immer „bring“ zu mir, aber jetzt bin ich schon ein Profi!*

Tierapeut

Der Hund muss apportieren mögen und können. Er sollte den Gegenstand immer gegen Belohnung wieder zurückbringen und sich damit nicht aus dem Staub machen. Idealerweise gibt er es sogar direkt in die Hand. Alles ist „nur“ eine Trainings- und Übungssache.

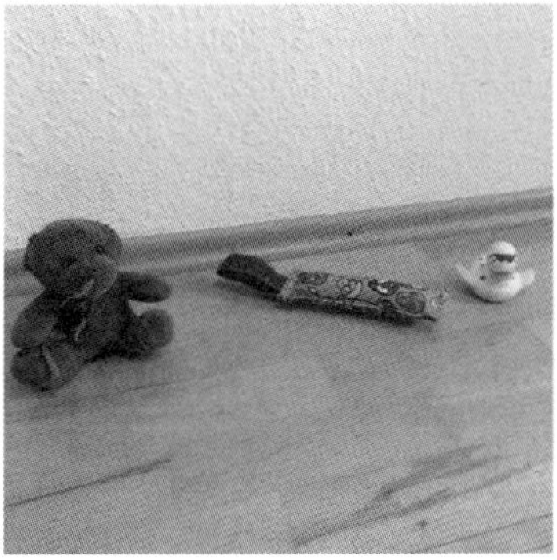
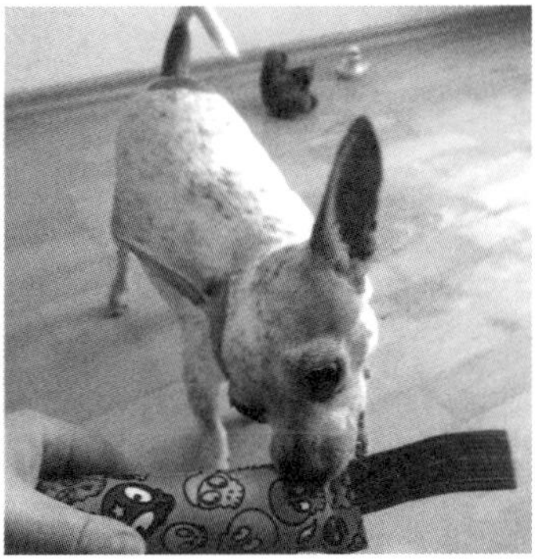

zu Begleitender

Der Mensch kann die Gegenstände auswählen, die der Hund apportieren soll. Er kann den Gegenstand verstecken oder werfen und dann das Kommando „bring" geben, damit der Hund ihm die Sachen zurückbringt. Das belebt und aktiviert Gedächtnis und Motorik.

Variation: Zielgerichtetes Apportieren – 3 Dinge

Wenn ein Hund gerne und sicher apportiert, kann man auch 3 Dinge hinlegen und zum Kommando „bring" noch sagen, welches der 3 Dinge apportiert werden soll. Piccolino kann zwischen Bärli, Knochen und Ente unterscheiden.

21. Einsatz-Idee: THEMENORIENTIERTES APPORTIEREN

Piccolino: *Ein neues Jahr hat begonnen! Heute ist erst der zweite Tag im neuen Jahr und wir besuchen eine*

Frau im Seniorenheim. Ihr macht es sonst immer große Freude, mir Bälle zu werfen, die ich dann begeistert zurück in ihren Schoß bringe. Für heute hat Frauchen ein Schwein, ein Neujahrs-Glücksschwein, besorgt. Dieses wird die Frau werfen und ich bringe es ihr wieder zurück. Das wird sicher wieder toll!

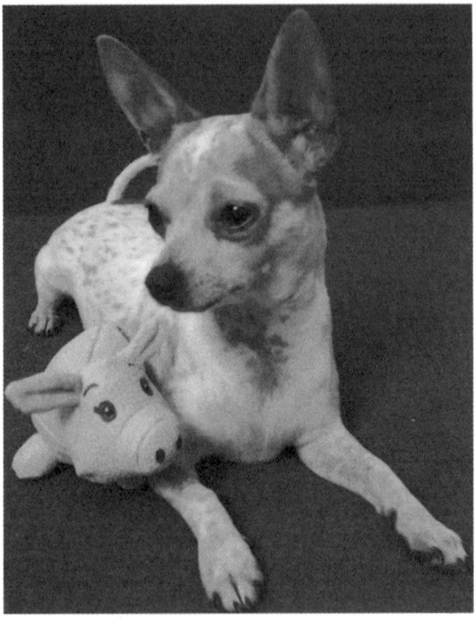

Tierapeut

Der Hund muss – egal was – apportieren können und wollen, ob ein Glücksschwein zu Neujahr, einen Nikolaus oder Osterhasen, und ihn zuverlässig zurückbringen.

zu Begleitender

Der Mensch nimmt den apportierten Gegenstand entgegen und belohnt den Hund, bevor er erneut wirft und das Kommando „bring“ gibt. Dabei wird, ganz nebenbei, die Fein- und Grobmotorik geschult.

Tipp: Möglich wäre auch ein Neujahrsgrußkärtchen für alle zu Besuchenden mit Piccolinos Foto inklusive Glücksschweinchen.

22. Einsatz-Idee: THEMENBEZOGENER BESUCH

Fasching

Piccolino: *Heute haben wir einige Menschen mit Luftschlangen zum Lachen gebracht, denn in der Begleitung Sterbender wird nicht nur gemeinsam geweint, sondern immer wieder auch viel miteinander gelacht.*

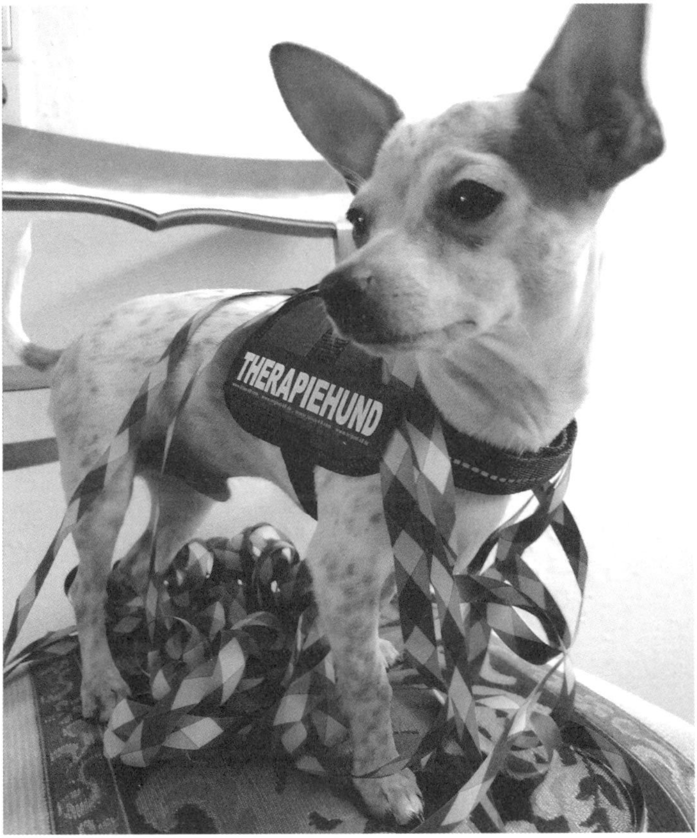

Valentinstag

Piccolino: *Frauchen hat mir einen Knochen in Herzform gekauft und sagt, wenn ich Frau B. das Herz zum Valentinstag aus rotem Stoff bringe, bekomme ich von ihr den Knochen! Da bin ich freilich dabei!*

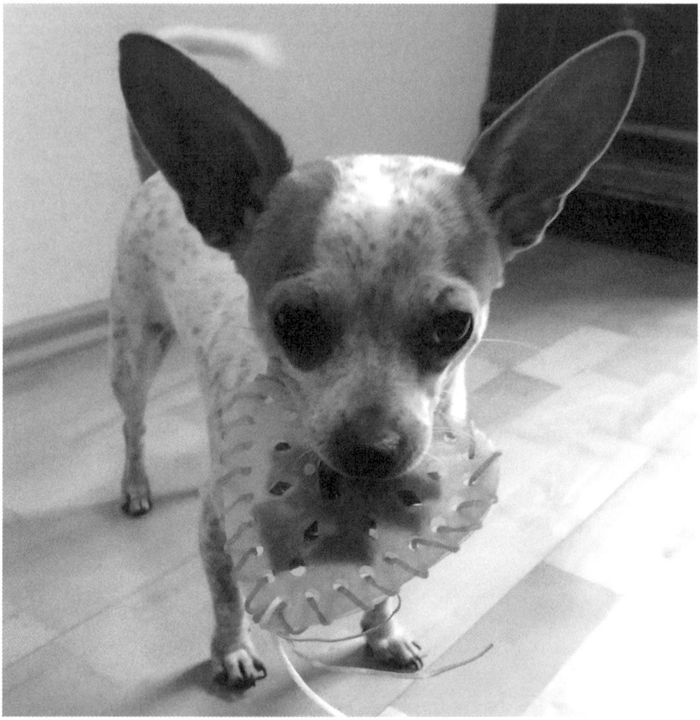

Tierapeut

Bei diesen Einsatz-Ideen muss der Hund sich, je nach Thema, etwas anziehen lassen, die Luftschlangen „aushalten", das Herz apportieren und übergeben usw. Das soll einfach ein wenig Lebensfreude sowie jahreszeitliche Orientierung schenken, um „die Feste zu feiern, wie sie fallen".

zu Begleitender

Der Mensch darf sich bei diesen Ideen über etwas anderes besonderes freuen, denn wann hat ein Hund schon mal Luftschlangen um? Wann bringt ein Hund einem ein Oktoberfest- oder Muttertagsherz, während er einen Herzknochen im Gegenzug bekommt? Wann bringt ein Hund schon ein Herz mit?

23. Einsatz-Idee: GEBURTSTAGSGRUSS

Piccolino: *Wir sind der einzige Besuch, den Frau G. heute zu ihrem Geburtstag bekommt. Sie ist schon seit*

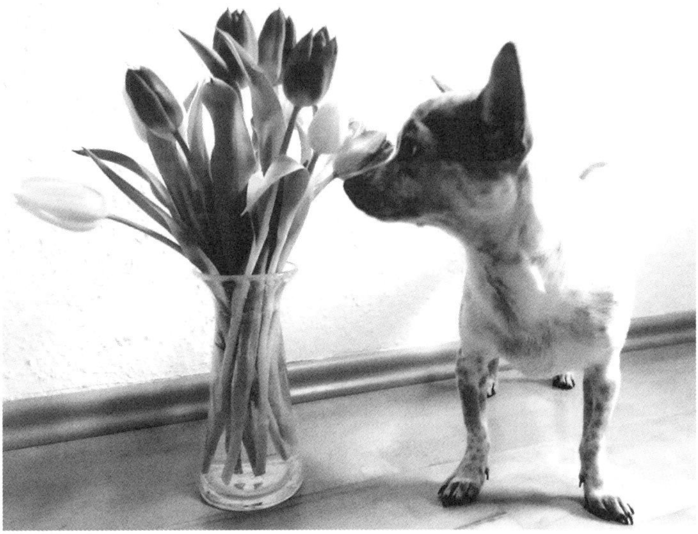

langer Zeit bettlägerig. Sie kann nicht sprechen, aber alles hören und ich bin mir sicher, sie bekommt alles mit. Sie kann das Zimmer leider nicht mehr verlassen, ihr Radius beschränkt sich auf ihr Pflegebett. Oft läuft die Flimmerkiste und obendrein auch noch das Radio. Da habe ich mich richtig ins Zeug gelegt und bin zu ihr ins Bett gehüpft. Wir haben gekuschelt und sie hat gelächelt. Ein kostbarer Moment für sie und mich! Ich hatte ein Schild um mit „Herzlichen Glückwunsch".

Tierapeut

Der Hund kann sich ein Schild umhängen lassen oder tragen und er ist darin geschult, sich ruhig zu Menschen ins Bett zu legen – Kontaktliegen.

zu Begleitender

Das „Geburtstagskind" darf sich über diesen besonderen Geburtstagsgruß freuen, erlebt Nähe, Kontakt, spürt: *„Es denkt jemand an mich, an meinen Geburtstag! Ich bin nicht vergessen und allein!"*

24. Einsatz-Idee: SLALOM

Piccolino: *Ich kann um die Kegel, die eigentlich zum Kegeln bei den Senioren genutzt werden, im Zickzack oder auch eine 8 bei zwei Kegeln laufen. Ein tolles Spiel, weil die Senioren jedes Mal begeistert und laut applaudieren!*

Tierapeut

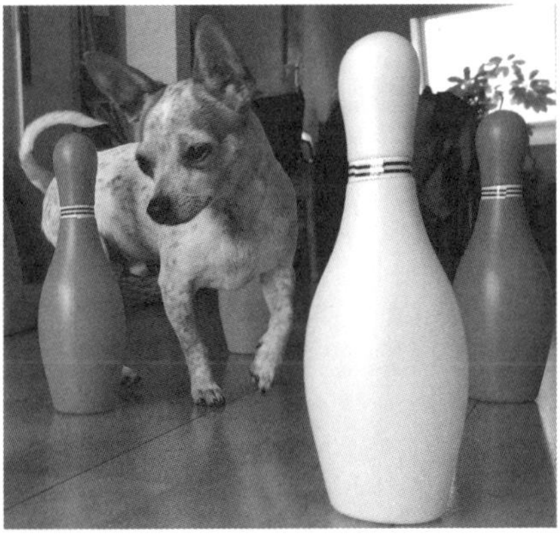

Der Hund lernt für diese Einsatz-Idee, um Pylonen oder Kegel herumzulaufen, entweder eine 8 oder im Zickzack. Es wäre auch möglich, eine Kegel-Straße zu gestalten, durch die der Hund erst vorwärts und später rückwärts durchläuft.

zu Begleitender

Klienten, die noch gut zu Fuß sind, können die Kegel/Pylonen mit aufbauen, die anderen dürfen schauen, Kommandos geben, applaudieren und belohnen.

Variante: Auch zwischen den Beinen ist es bei mobilen fitten Patienten möglich, eine 8 oder im Zickzack zu laufen.

25. Einsatz-Idee: SKATEBOARD

Piccolino: *Schaut mal, mein neues Skateboard! Bisher kann ich drauf stehen und sitzen, solange es sich nur minimal bewegt, richtig fahren kann ich noch nicht... Aber ich habe es auch erst heute bekommen. Da muss*

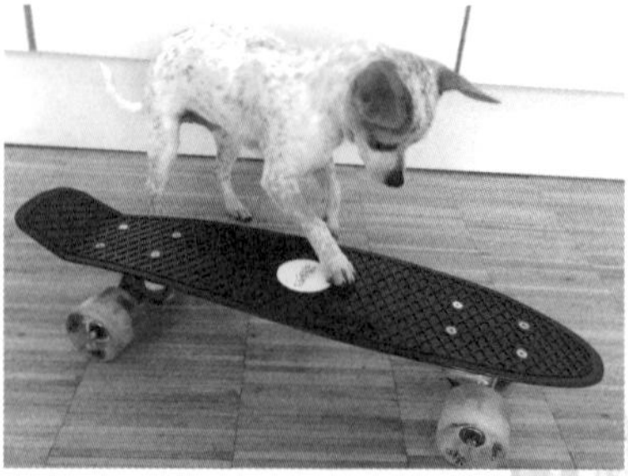

ich einfach noch ein bisschen üben, damit es bei den Vorführungen im Altenheim super klappt. Die werden Augen machen!

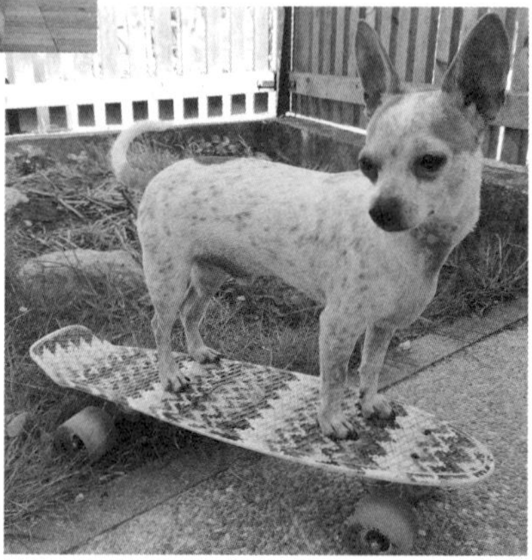

Tierapeut

Der Hund darf keine Angst vor verschiedenen Böden, vor allem welchen, die sich bewegen wie das Skateboard, haben. Dann kann er es erlernen erst darauf zu sitzen und dann auch zu fahren. Das ist gar nicht so leicht, aber ein sehr gutes Spiel für die Geschicklichkeit und das Gleichgewicht und nicht zuletzt für das Selbstvertrauen des Hundes.

zu Begleitender

Bei dieser Aktion darf der Mensch einfach zuschauen und sich daran erfreuen, was der Hund darbietet. Er kann im Anschluss applaudieren und den Hund wieder belohnen.

26. Einsatz-Idee: TRAGEN

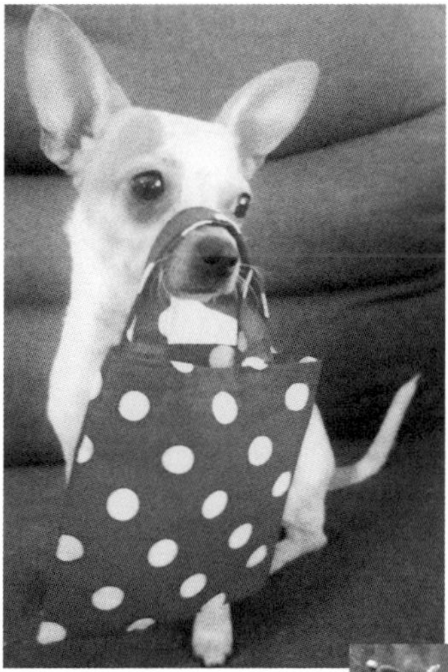

Piccolino: *Das mit dem Tragen in der Schnauze hat nicht so geklappt, siehe Foto links. Aber schau, ich kann es außen auf der Nase halten. Das geht doch auch!? Frauchen hat mir dann aber so ne richtige Tasche speziell zum Tragen für Hunde von ERNL (B4) besorgt, damit ich das richtig lerne.*

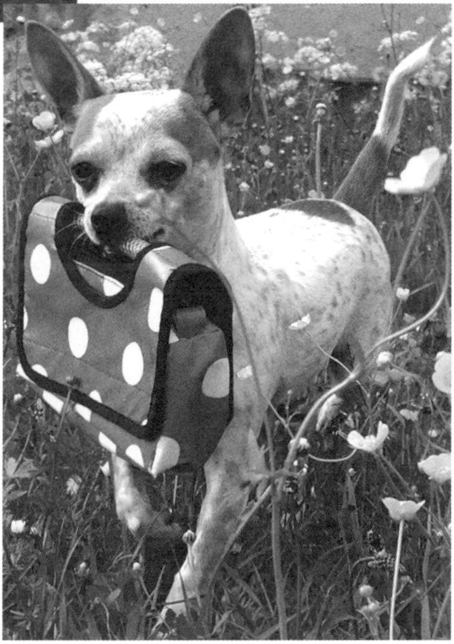

Und schau, die Taschen sind super! Jetzt klappt es so gut, siehe Foto rechts, dass ich die Ernl-Tasche sogar von einem Zimmer ins andere trage und bringe. UND ich gebe sie meinem Frauchen oder unseren Patienten in die Hand. Und die sind so begeistert!

Tierapeut

Der Hund muss für diese Einsatz-Idee lernen, etwas zu tragen. Wenn er schon apportieren kann, wird es leichter, denn das ist für einen Hund schon eine echte Herausforderung. Wie man sieht, konnte es Piccolino mit den Taschen aus dem Kinderkaufladen nicht. Aber mit der richtigen Tasche – extra zum Tragen für Hunde entwickelt – klappt es wunderbar!

„Wie ihr seht, gibt es diese Taschen nicht nur für so kleine Hunde wie mich, sondern auch für größere. Hier seht ihr meine Freundin Rosi, wie sie eine mittelgroße Tasche trägt, für noch größere Hunde haben sie eine dritte Größe!“

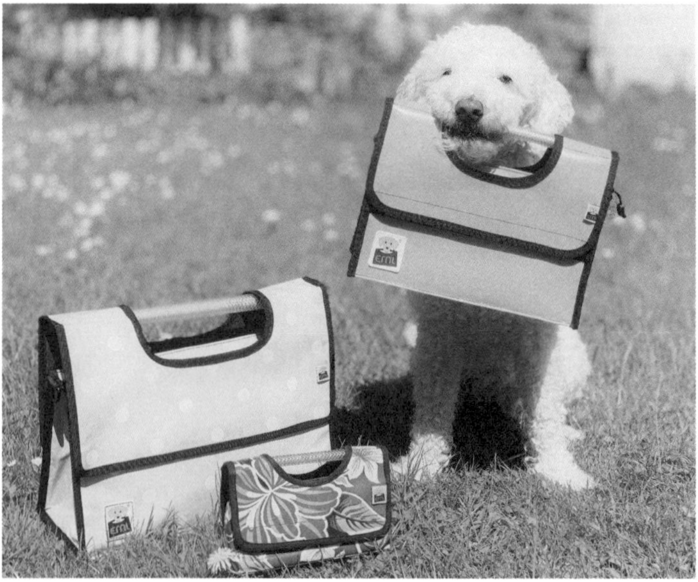

zu Begleitender

Der Mensch kann sich verschiedene Dinge tragen und bringen lassen. Die Betreuten sind häufig so begeistert, Piccolino mit seiner eigenen Tasche zu sehen, dass sie sogar in die Tasche schauen, wenn er sie ihnen bringt und gibt. Manchmal verstecken wir für die Patienten extra etwas darin.

27. Einsatz-Idee: WÜRFEL

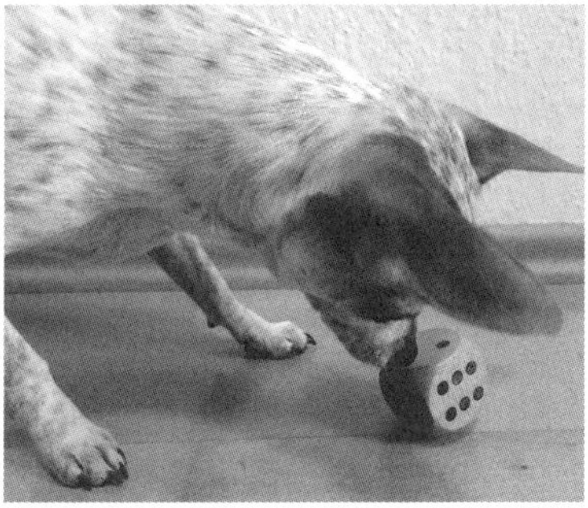

Piccolino: *Ich würfle mit Frauchen um die Wette! Die Seniorinnen im Altenheim lieben Würfeln, um ihr Gedächtnis zu trainieren und damit sie im Kopf fit bleiben, sagen sie. Und ich darf auch immer mitwürfeln.*

Tierapeut

Der Hund muss es lernen, mit der Nase oder Pfote die kleinen Würfel zu bewegen, den großen Schaumstoffwürfel kann er mit der Pfote bewegen oder gar mit der Schnauze aufnehmen und hochwerfen.

Wenn der Würfel mit den Hundepfoten zum Einsatz kommt, dann heißt das, dass auf jeder Seite eine spezielle Aufgabe, ein Kommando für Piccolino wartet.

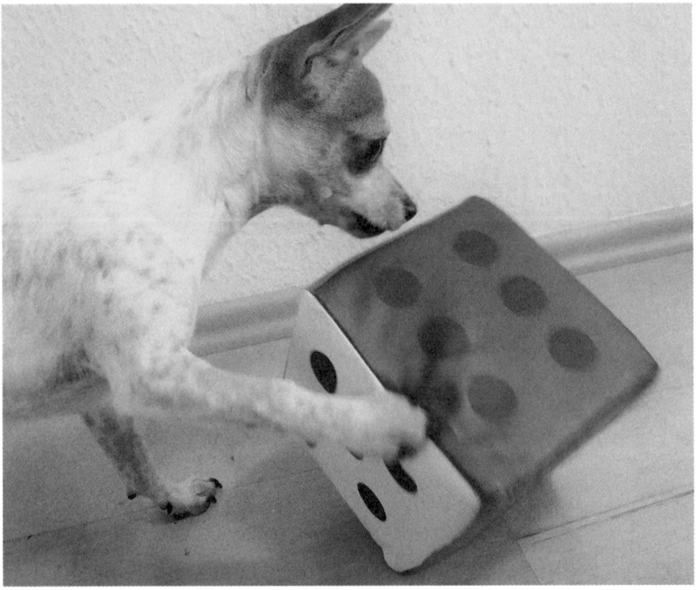

zu Begleitender
Würfelspiele sind immer beliebt und können schnell und unkompliziert überall eingesetzt werden – der Fantasie sind hier keine Grenzen gesetzt.

Tipp: Kann ein Mensch den Würfel nicht mehr in die Hand nehmen oder loslassen, empfehle ich ein „Würfelglas" – dazu einfach einen Würfel in ein Glas mit Schraubverschluss geben – siehe Foto.

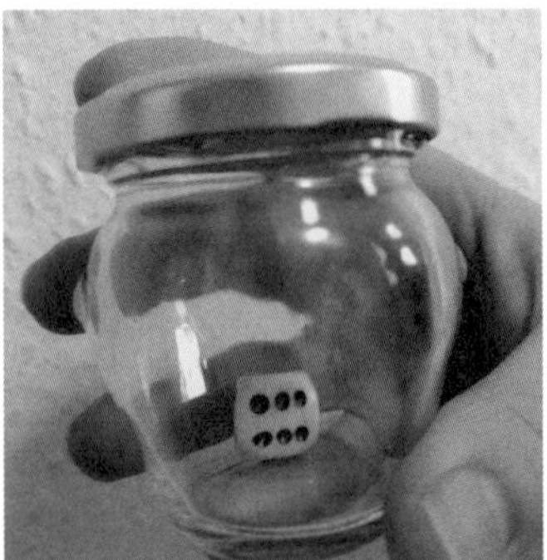

Tipps: Würfelspiel-Ideen

1. Würfeln mit Aufgaben für den Hund

Jede Würfelseite steht für 1 Kommando/Trick. Somit darf der Hund insgesamt 6 verschiedene Kommandos/Tricks zeigen.

Bei allen Aufgaben werden Mensch und Hund gefordert und gefördert – motorisch, kognitiv und emotional.

Diesen Würfel (B5) hier lieben die Bewohner eines Altenheims, denn dann geht es immer darum, für Piccolino etwas zu erwürfeln!

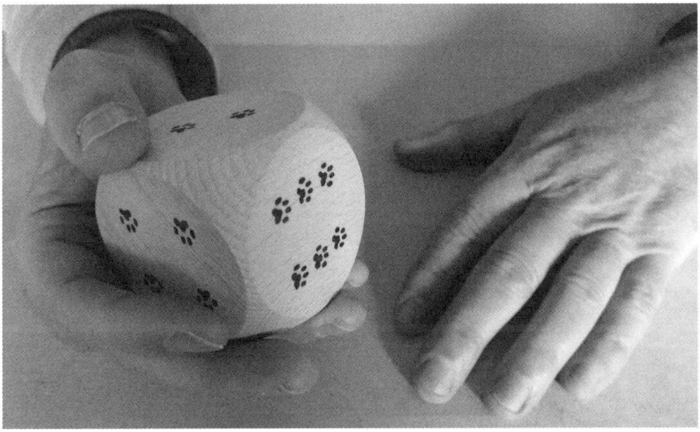

2. Rätsel

Es werden jeweils 6 Fragen
zur Natur
zu bekannten Märchen
zur Musik
zu Bekannten Filmen/Schauspielern

zu Sprichwörtern
zur Biografie
erwürfelt.

3. Gymnastik-Übungen für den Menschen
Diesmal würfelt der Hund und die Menschen müssen Übungen dazu machen.

4. Biografie-Würfel-Spiel
Wo kommen Sie her?
Was ist Ihr Lieblingstier?
Was war Ihr Lieblingsfach in der Schule?
Was ist Ihre Lieblingsfarbe?
Was ist Ihr Lieblingsessen?
Erzählen Sie uns Ihr lustigstes Erlebnis.

5. Nennen Sie …
… ein Sprichwort!
… 2 Märchen!
… 3 gute Gerichte!
… 4 schöne Lieder!
… 5 gute Filme!
… 6 Monate!

Tipp: Es gibt auch sogenannte Einsteckwürfel. Da sind an den Seiten des Würfels keine Augen, sondern Laschen. Darein kann man Blätter mit Fragen oder Bildern klemmen. Mit diesem Würfel lassen sich ganz individuelle Spiel-Ideen umsetzen.

28. Einsatz-Idee: REIFEN

Piccolino: *Hier seht ihr, wie schwierig es für Frauchen ist, ein Foto beim Sprung durch den Reifen in der Sitzgymnastikstunde zu machen, während Herr W. den Reifen hält...*
Ich bin einfach immer zu schnell für Frauchen!

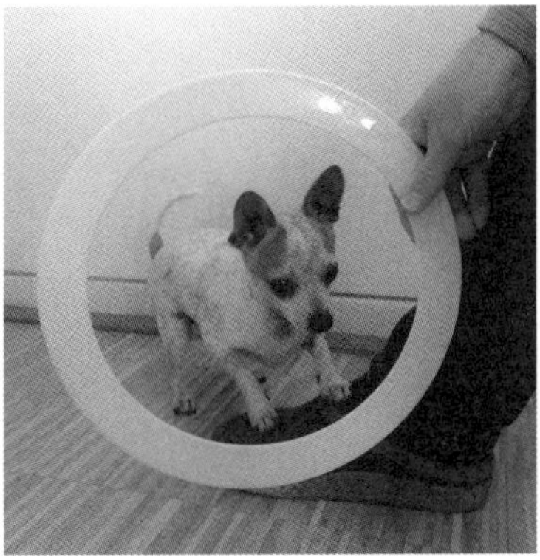

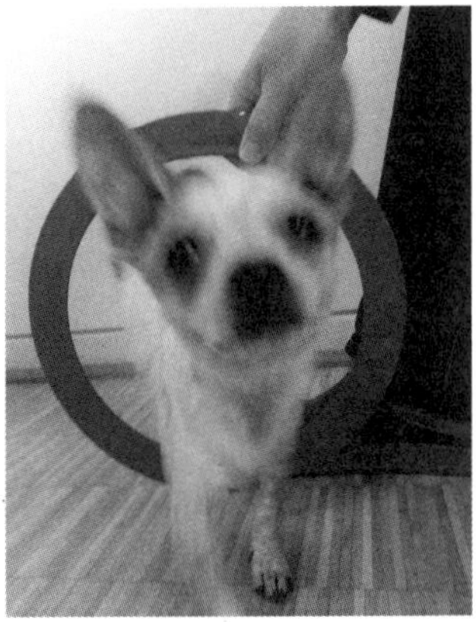

Tierapeut

Der Hund muss für diese Einsatz-Idee lernen und Freude daran haben, durch einen Reifen zu springen. Dafür eignen sich Hulahoop-Reifen. In unserem Fall, weil Piccolino recht klein ist, sind es Jonglier- oder Frisbee-Reifen aus dem Sportgeschäft.

zu Begleitender

Der Mensch kann dabei den Reifen neben sich höher oder tiefer halten, je nachdem, wo der Hund durchspringen soll. Er kann das Kommando geben und anschließend wieder ausgiebig mit Kuscheln und Leckerchen belohnen. In einer Seniorengruppe wurde das Springen durch den Reifen zum Anfangs- und Endritual der Gymnastikrunde. Im Stuhlkreis sitzend, durften mehrere Bewohner eines Altenheims ihre Gymnastikreifen nach vorne halten und Piccolino sprang im Kreis herum durch – Motorik für Hund und Mensch.

29. Einsatz-Idee: TUNNEL

Piccolino: *Ich liebe es, durch den Tunnel zu laufen... In meinem Fall ist es ein Katzentunnel, weil ich sogar minimal kleiner als die meisten Kätzchen bin.*

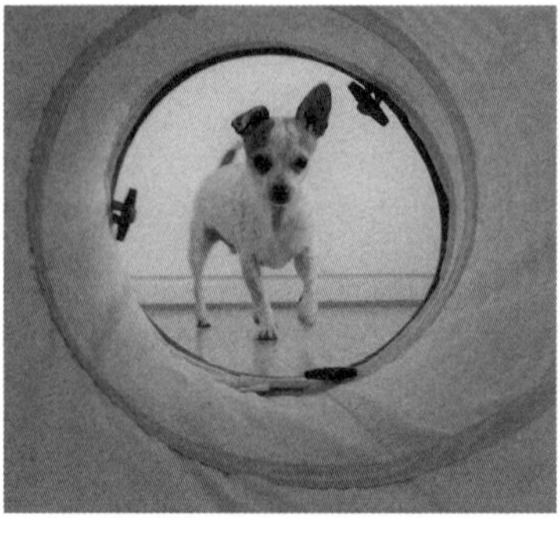

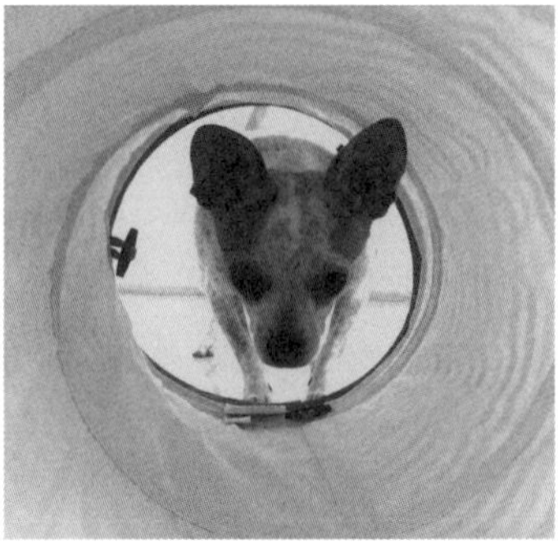

Tierapeut

Der Tunnel ist immer wieder ein Highlight, vor allem bei den Aufführungen und Gruppenveranstaltungen in Alten- und Seniorenheimen. Hunde lernen das sehr schnell und laufen meist mit großer Begeisterung auf Kommando durch.

zu Begleitender

Der Mensch hat hier eher eine passive Rolle. Er kann das Kommando „durch" geben, damit der Hund durch den Tunnel läuft. Danach darf der Hund belohnt werden. Der Mensch kann selbstverständlich zusehen und applaudieren.

30. Einsatz-Idee: RÄTSEL

Piccolino: *Diese Kugeln hole ich aus dem Glasschälchen und bringe sie einem Menschen. Der liest, was auf den Kärtchen, die da drangebunden sind, draufsteht. Das ist meist ein Rätsel oder ein Spruch, worüber sich die Menschen freuen.*

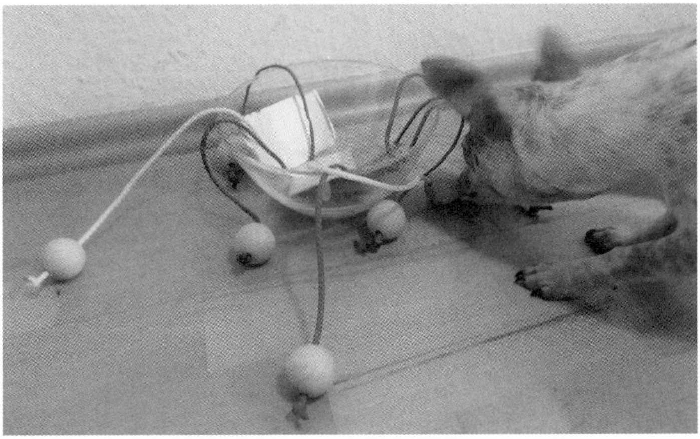

Tierapeut

Für diese Einsatz-Idee muss der Hund lernen, die Kugelkärtchen (B6) zu apportieren und dem Menschen zu bringen.

zu Begleitender

Der Mensch gibt dem Hund das Kommando, ein Kärtchen zu bringen. Der Hund trägt das Kärtchen an der Kugel in der Schnauze zum Menschen, der dann das darauf geschriebene Rätsel lesen und lösen kann. Eine schöne Sache, sie eignet sich zum Beispiel fürs Gedächtnistraining.

Ein Beispiel für mögliche Rätsel – und bei Senioren immer beliebt:
Sprichwörter und Redensarten vervollständigen.
Morgenstund hat …
Rote Lippen soll man …
Lügen haben kurze …
Was du heute kannst besorgen …
Etwas auf die lange Bank …
usw.

31. Einsatz-Idee: PUZZLE

Piccolino: *… und hier puzzle ich mit Herrn W.. Einen Schäferhund haben wir schon herausgefunden und zusammengesetzt. Ich schau da eher zu, während es* *für Herrn W. richtiges Gedächtnistraining ist. Frauchen sagt, das ist für Senioren wichtig, stärkt ihr Selbstwertgefühl und hält sie auch im Kopf fit. Vielen Senioren macht ihre zunehmende Vergesslichkeit Angst, was sehr belastend ist. So versuchen sie gegenzusteuern.*

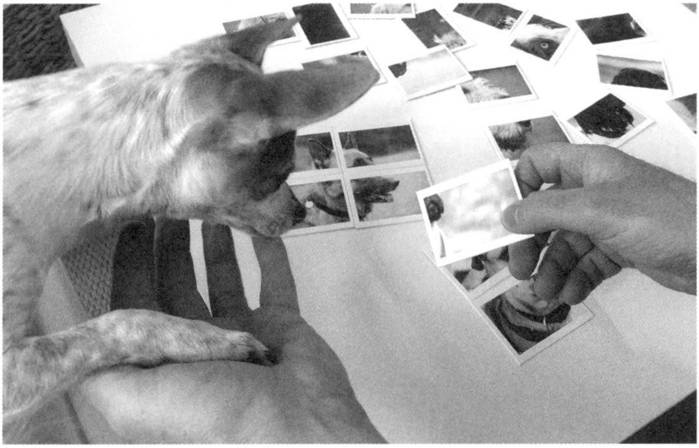

Tierapeut

Bei dieser Einsatz-Idee ist der Hund eher passiv dabei. Er schaut zu und begleitet. Am Puzzeln ist er aber nicht wirklich beteiligt.

zu Begleitender

Für den Menschen ist das Puzzle (B6) ein richtiges Gehirnjogging und Knobelspiel. Abgebildet sind mehrere Hunde, die jedoch erst zu einem Ganzen zusammengefügt werden müssen. Nebenbei biete ich auch biografische Gespräche an, ob der Besuchte selbst Hunde hatte oder gar Nutztiere usw.

32. Einsatz-Idee: MEMORY

Piccolino: *Hier seht ihr, wie ich mit Frau H. gemeinsam ein Hunde-Memory mache. Darauf sind lauter Hundeschnauzen zu sehen und wir müssen immer 2 zusammenfinden. Erst wenn alle Paare gefunden sind, ist das Spiel fertig. Ich bekomme ein Leckerchen. So sitze ich schön still dabei und schaue zu.*

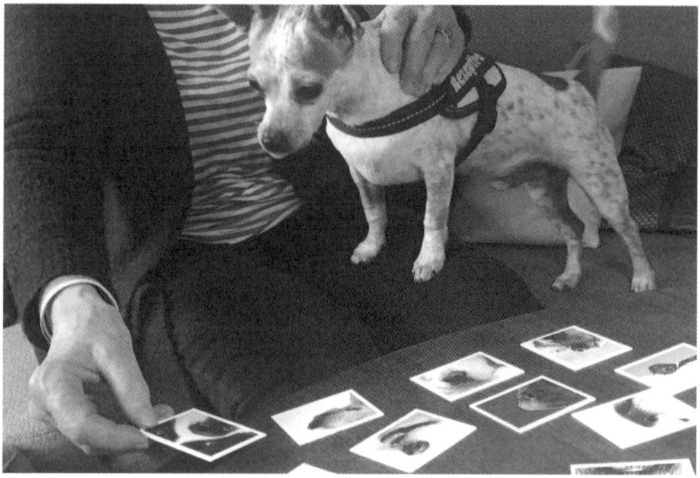

Tierapeut

Auch hier nimmt der Hund eher eine passive Rolle ein und schaut einfach nur zu, während der Mensch die Memory-Paare zusammensucht.

zu Begleitender

Memory (B6) ist ein sehr beliebtes Spiel in allen Fachbereichen, anwendbar von Klein bis Groß. Es kann vielfältig gespielt werden, ob offen oder verdeckt, je nach gewünschtem Schweregrad. So wird spielerisch die Merkfähigkeit gefordert und gefördert.

33. Einsatz-Idee: SUDOKU

Piccolino: *Heute ist Rätselspaß angesagt! Während die Senioren ihr Sudoku lösen, mache ich meins, welches sie vorher schön mit Leckerli gefüllt haben.*

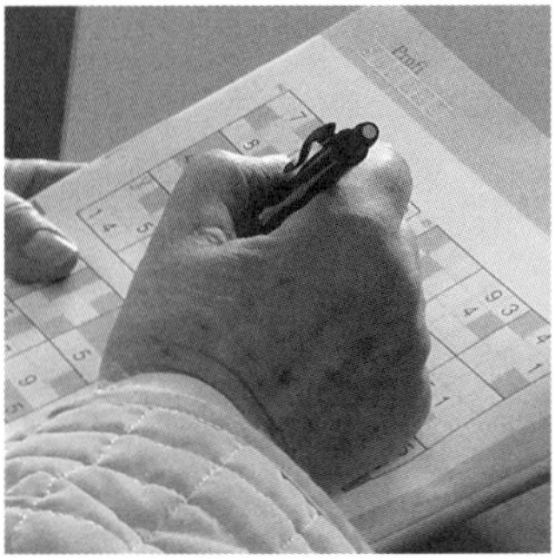

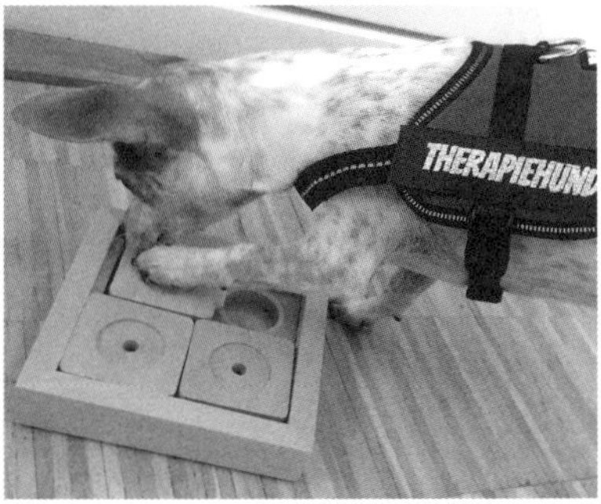

Tierapeut

Im Hundeversand gibt es allerlei Sudoku-ähnliche Intelligenzspiele. In diesen kann der Hund seine Leckerlis erschnüffeln und rausholen, während der Mensch ein richtiges Sudoku löst.

zu Begleitender

Der Mensch löst zeitgleich ein richtiges Sudoku, was eine kognitive Übung und Herausforderung darstellen kann. Mal sehen, wer schneller ist?

34. Einsatz-Idee: DIY-MEMORY

Piccolino: *Dieses Memory werden wir mit Fotos von mir und den Patienten gestalten! Da freue ich mich schon drauf und auch die Patienten werden begeistert sein!*

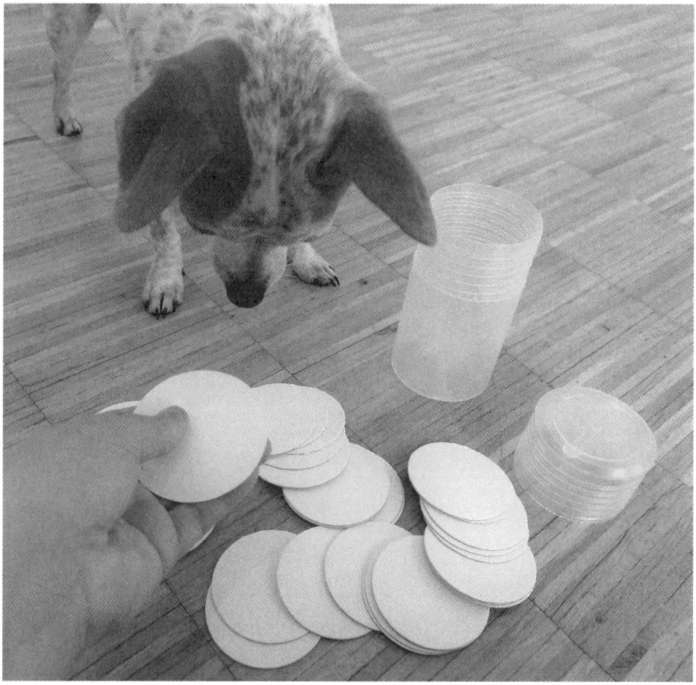

Tierapeut

Auch bei dieser Einsatz-Idee spielt der Hund eher eine passive Zuschauerrolle, doch werden Fotos von ihm auf vorgefertigte Memorykärtchen aufgeklebt.

zu Begleitender

Der Mensch kann bei der Gestaltung des DIY-Memory mitwirken, sei es beim Aussuchen der Fotos, beim Ausschneiden und Aufkleben – je nachdem, wie fit dieser fein- und grobmotorisch ist und noch mitgestalten kann. Danach kann direkt los gespielt werden!

Tipp: Verwende dazu einfach Bierdeckel zum Bekleben oder kaufe im Therapie-Versandhandel ein extra dafür vorgesehenes Set, siehe Foto.

35. Einsatz-Idee: INTELLIGENZSPIELE

Piccolino: *Ich liebe diese Spiele, bei denen die Menschen, die wir besuchen, die Leckerlis verstecken, damit ich sie suchen kann und rausholen darf.*

Tierapeut

Hier wird vor allem der Hund aktiv, nachdem der Mensch das Spiel (B3) vorbereitet und mit Leckerlis bestückt hat. Der Hund muss dazu gerne schnüffeln und ausdauernd suchen mögen, ohne gleich frustriert zu sein, wenn er nicht sofort weiß, wie er ans Leckerchen kommt. Er sollte ein wenig neugierig sein und Spaß am Ausprobieren haben.

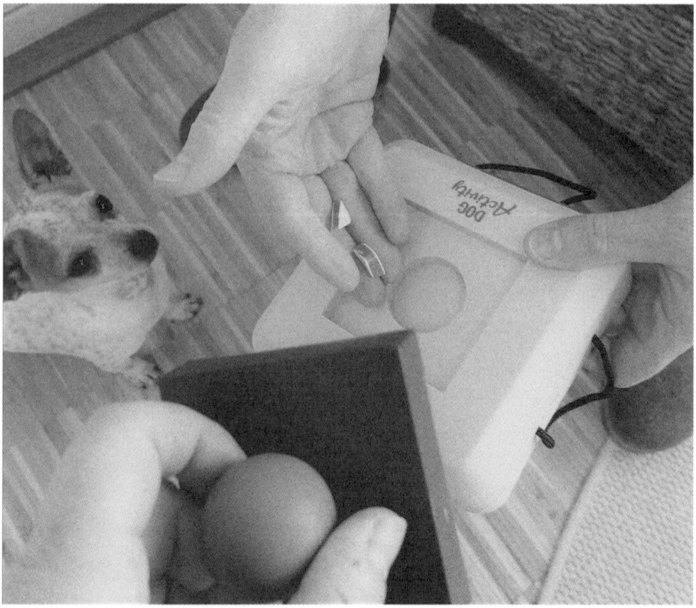
DOG
Activity

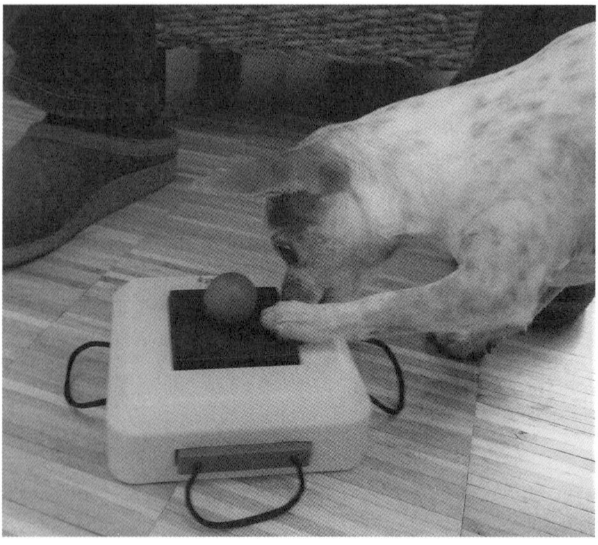

zu Begleitender

Der Mensch ist hier vor allem zur Vorbereitung der Intelligenzspiele (B3) gefragt, um es mit Leckerchen zu bestücken. Dann wird es dem Hund hingestellt, das Kommando „los" gegeben und geschaut, ob der Hund alle Leckerchen findet und herausbekommt.

Auf den Fotos seht ihr ein spannendes Intelligenzspiel, in das sie mir Leckerli reintun. Ich kann alles Mögliche aufziehen, aufschieben, mit Nase und/oder Pfote ... Das ist gar nicht so leicht, sag ich euch!

36. Einsatz-Idee: BALLSPIEL

Piccolino: *Wenn Frauchen sooooo viele Bälle herrichtet, dann machen wir meistens Gedächtnistraining mit den älteren Damen in dem einen Altenheim... Die bestimmen dann die Farbe des Balles, mit dem wir spielen. Von 3 Bällen kenn ich sogar die unterschiedlichen Farben und bringe sie meistens auch brav ... MEISTENS, denn ich bin ja noch jung und ein bisschen Spaß muss sein. Da lachen die Alten auch und sagen ‚Frechdachs' und ‚Schlawiner' zu mir.*

Tierapeut

Den meisten Hunden macht Ball spielen richtig Spaß. Ideal ist es, wenn der Hund den Ball wieder zurückbringt und so das Spiel aufrecht und im Gang hält.

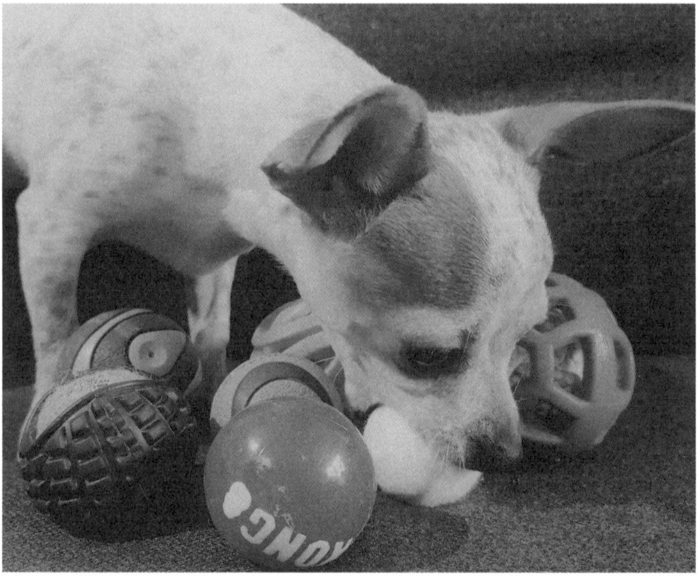

zu Begleitender

Auch die Menschen sind meist begeistert, den Ball zu werfen oder zu rollen. So sind sie motorisch gefordert. Wenn er dann wieder zurückgebracht wird, ist die Freude erst recht groß. Dadurch entsteht eine Interaktion bei den beiden. Selbst Menschen mit Demenz nehmen den Ball dann häufig entgegen und rollen ihn automatisch wieder auf den Boden, ohne große Erklärungen. Kombiniert man verschieden farbige Bälle mit Motorik- oder Kognitionsaufgaben, so kann man eine schöne Aktivierung mit Beteiligung von Hund und Mensch gestalten.

37. Einsatz-Idee: BALLTURM

Piccolino: *Ui, das ist auch ein ganz tolles Spiel! Da geben die Menschen oben den Ball hinein und unten zack! kommt er für mich heraus – Klasse!*

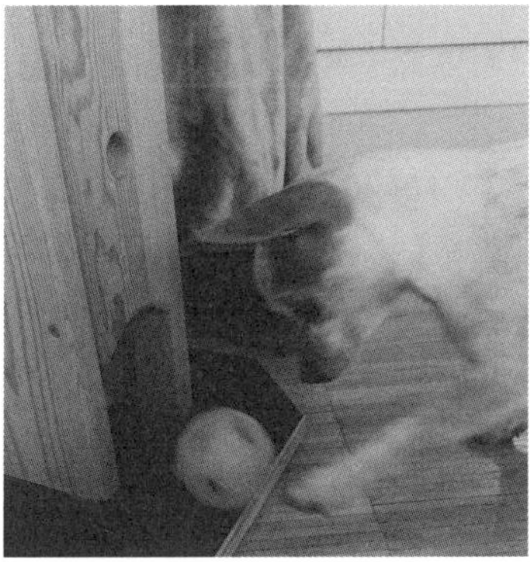

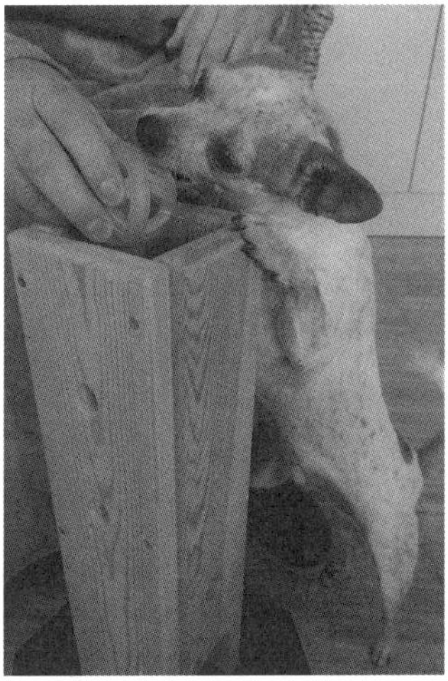

Tierapeut

Der Hund muss für diese Einsatz-Idee gerne Ball spielen, Bälle fangen und entgegennehmen wollen.

zu Begleitender

Der Mensch übernimmt bei dieser Einsatz-Idee die Aufgabe, den Ball immer wieder oben in den Turm oder die Ballmaschine einzulegen, sodass der Ball hindurchfällt und unten vom Hund aufgefangen werden kann.

Tipp: Von dieser Art Ball-Spiel-Möglichkeit gibt es etliche Geräte im Hundebedarf, in die der Hund selbst

– oder der Mensch – den Ball oben hineingeben kann und dieser unten wieder herauskommt. Auch wäre eine DIY-Umsetzung mit einem dickeren Rohr aus dem Baumarkt möglich, je nach Größe des Balls.

38. Einsatz-Idee: TARGET-ARBEIT

Piccolino: *Target-Arbeit nennt man es, wenn ich ein bestimmtes Ding mit meiner Nase oder meiner Pfote berühre oder mich auf dieses Ding drauflege. Links auf diesem kleinen Quadrat mache ich ‚Sitz', auf dem großen Quadrat rechts mache ich ‚Platz'.*

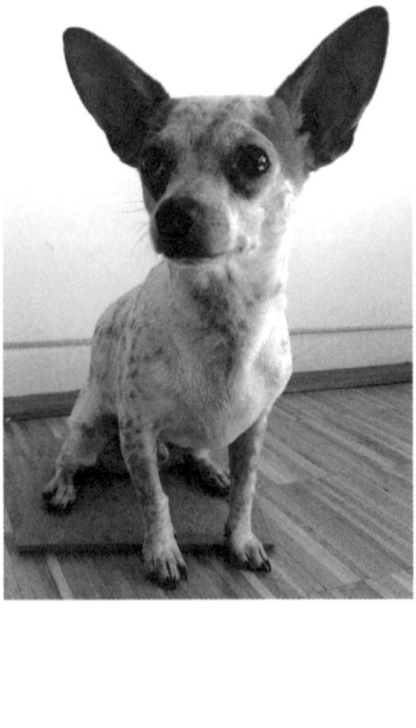

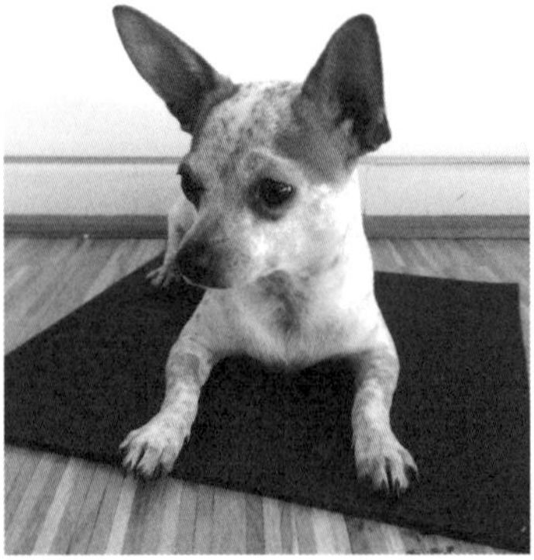

Tierapeut

Der Hund erkennt die verschiedenen Targets und die zugehörigen Aufgaben, z.B. kleines Quadrat, worauf er automatisch ‚Sitz', großes Quadrat, worauf er automatisch ‚Platz' macht, oder der kleine Filzkreis, auf den er seine Nase oder Pfote tun soll. Möglich ist auch eine Fliegenklatsche, die er mit Schnauze oder Pfote berühren soll.

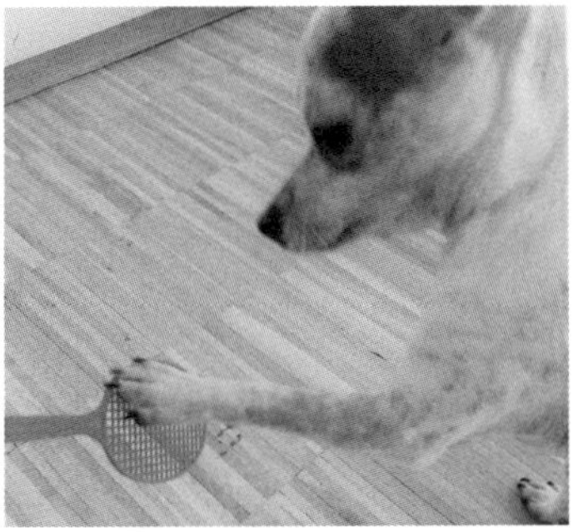

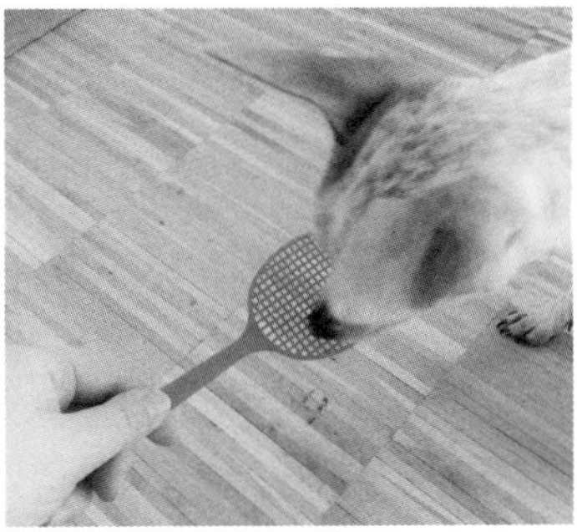

zu Begleitender

Der Mensch darf die verschiedenen Kommandos geben, die richtige Ausführung überprüfen und den Hund dafür belohnen. Sehr schön ist es auch, sich mit dem Klienten eine neue Target-Idee auszudenken, diese dem Hund gemeinsam beizubringen und dann das Ergebnis vorzuführen.

39. Einsatz-Idee: KLINGELN

Piccolino: *Ich klingele mit Frauchen um die Wette, indem ich mit der Pfote einmal „draufhaue".*

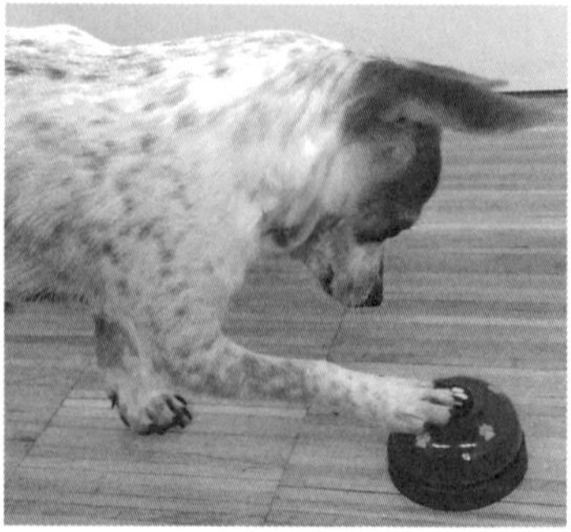

Tierapeut

Der Hund lernt, auf die Glocke zu drücken. Das geht recht schnell, gerade bei Hunden, die Pfötchen geben. Man kann die Glocke nach 2, 3 mal Pfote geben in die Hand nehmen und wenn es klappt, direkt belohnen.

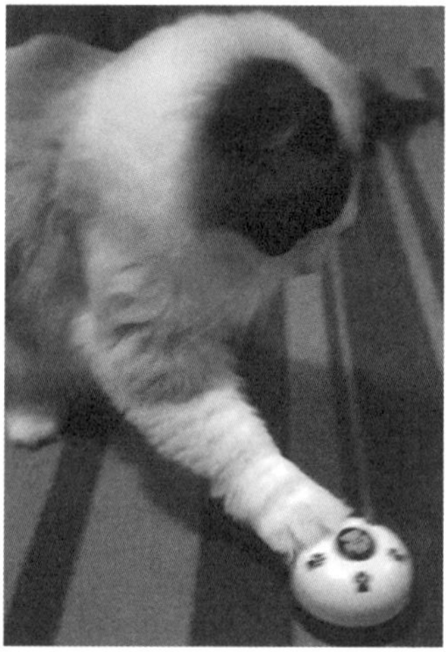

zu Begleitender

Beim Klingeln darf der Mensch sich zurücklehnen und einfach nur zuschauen und lauschen. Natürlich darf er auch das Kommando zum Klingeln geben und den Hund mit Leckerchen belohnen.

Auch meine Kollegin Zora, eine Ragdoll Katze, kann das wunderbar. Seht nur, die macht mir ganz schön Konkurrenz!

40. Einsatz-Idee: MUSIK

Piccolino: *Nachdem mir das Klingeln mit der einen Glocke so viel Freude bereitet hat, besorgte mir Frau-*

chen eine ganze Glockensammlung mit verschiedenen Tönen. Seither drücke ich 2 Glöckchen und Frauchen die anderen Töne. So können wir zum Beispiel „Zum Geburtstag viel Glück“ bei unseren Klienten vorspielen.

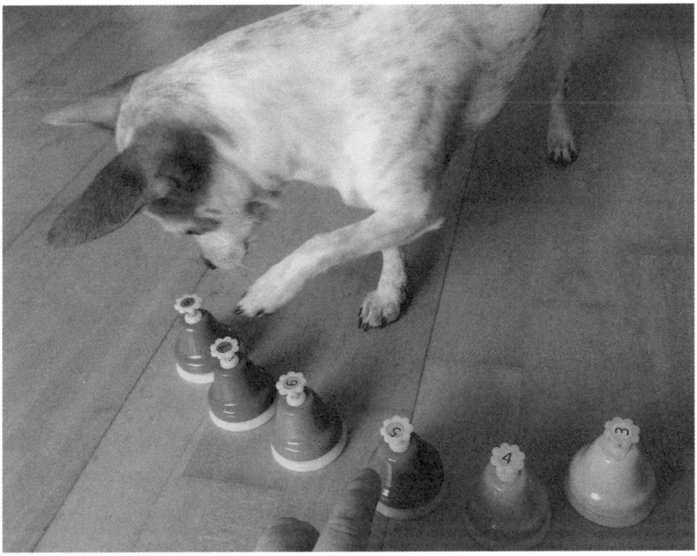

Tierapeut

Wenn der Hund es gelernt hat auf die eine Glocke zu drücken und daran Freude hat, schafft er es mit ein bisschen Übung auch auf zwei oder drei Glocken zu drücken – und dies am besten exakt und zeitnah auf das Kommando des Menschen, sodass es gemeinsam mit den Menschen eine schöne Melodie ergibt.

zu Begleitender
Auch der Teilnehmer der tiergestützten Intervention kann in ein Lied mit einbezogen werden, indem er auch ein oder zwei Glöckchen drückt.

Hinweis: Die Hundeglocke gibt es im Hundebedarf, die Musik-Schlag-Glöckchen im Musik-Therapiebedarf.

41. Einsatz-Idee: DIY-HÜTCHENSPIEL

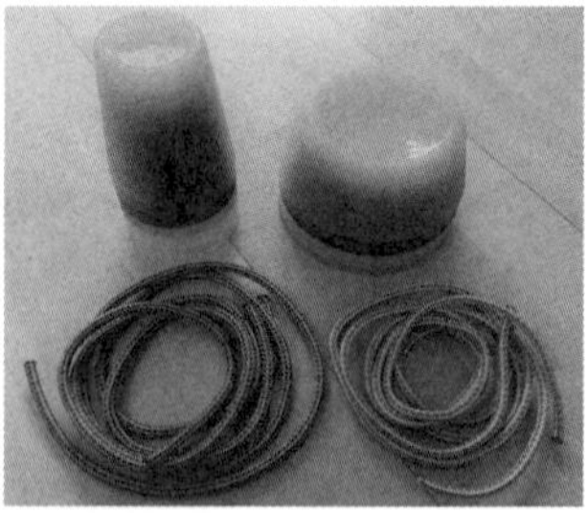

Piccolino: *Richtig viel Spaß macht mir das Hütchenspiel, bei dem ich herausfinden muss, wo sie mir das Leckerchen druntergelegt haben, selbst wenn sie die Hütchen dann noch oft verstellen und mich so verunsichern wollen. Da vergessen die Menschen einfach, dass ich hier ein Super-Näschen hab und das Leckerchen ruckizucki riechen kann.*

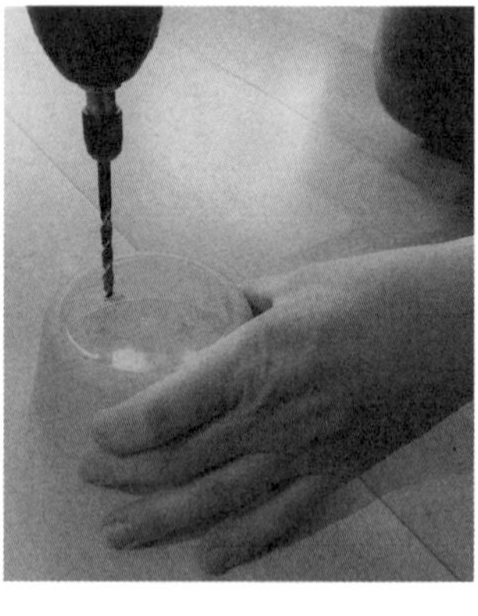

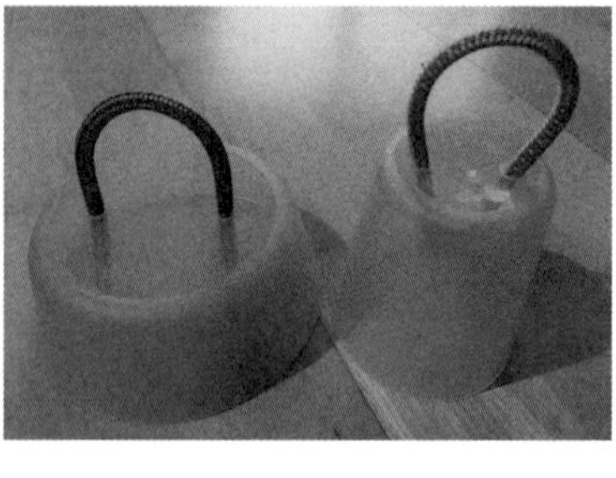

Tierapeut

Der Hund muss genau beobachten, unter welches Hütchen das Leckerchen gelegt wird und es trotz Veränderung der Position noch finden.
Bei den Bechern, die wir uns gebastelt haben, soll der Hund das entsprechende Hütchen selbst hochheben, indem er die Schlaufe in die Schnauze nimmt und nicht nur anzeigen, wo er das Leckerchen vermutet.

zu Begleitender

Der Mensch versteckt das Leckerchen unter einem der Hütchen und verändert die Position selbiger dann mehrmals, bevor er dem Hund das Kommando „Such" gibt.
Die Rollen können aber auch vertauscht werden, indem einfach ein anderer Gegenstand für den Teilnehmer unter die Hütchen gestellt wird und der Begleiter die Positionen so lange verändert, um dann den Klienten bestimmen zu lassen unter welchem Hütchen der versteckte Gegenstand vermutet wird. Eine gute Übung zur Aufmerksamkeit und Konzentration.
Tipp: Sehr schön ist es auch die Hütchen gemeinsam mit den Menschen vorzubereiten, hierfür können Getränkebecher, Müslischüsseln, alte Joghurtbecher usw. zum Einsatz kommen.

42. Einsatz-Idee: FLASCHENDREHEN oder LECKERLIE-SCHLEUDER

Piccolino: *In diesem Drehdingsbums sind Leckerli versteckt. Ich muss mit der Pfote dran drehen, damit sich das Ding dreht und die Leckerlis herausfallen.*

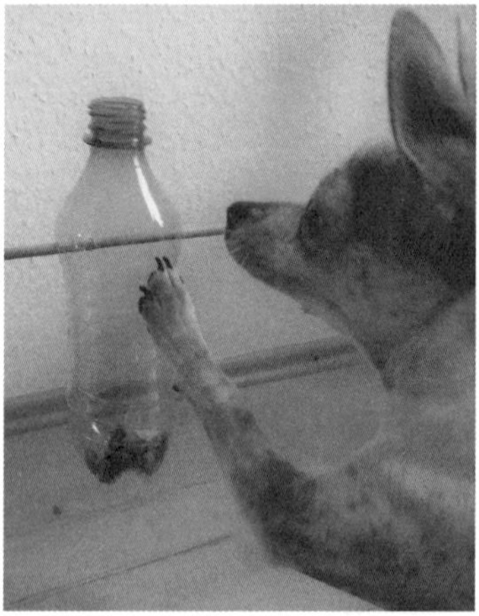

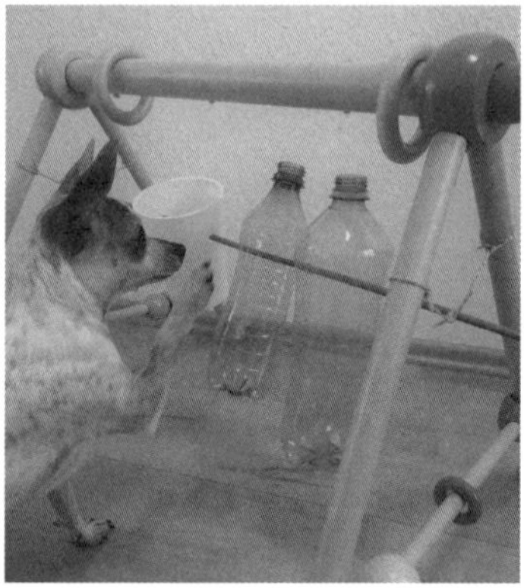

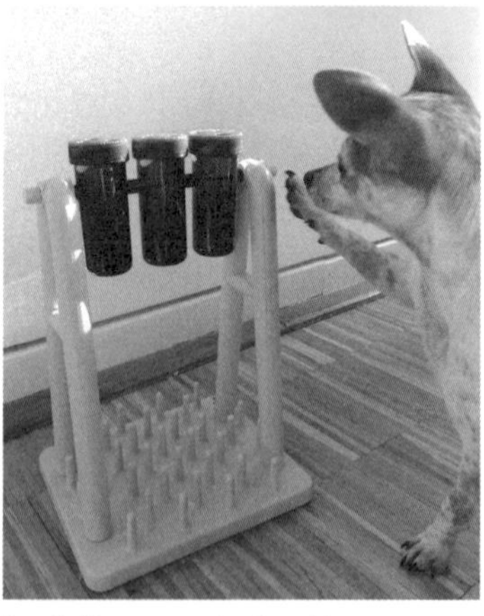

Tierapeut

Der Hund lernt bei der Leckerli-Schleuder, das Gefäß mit der Pfote zum Drehen zu bringen, sodass durch die Öffnung oben Leckerchen herausfallen können.

zu Begleitender

Der Mensch kann das Gerät vorher mit Leckerli befüllen und das Kommando „Los“ geben.

Hinweis: Das Gerät ist von Trixie (B3) aus der „Activity-Linie“. Ich nehme das für Katzen, weil Piccolino so klein ist, doch es gibt auch ein größeres für Hunde.

DIY-Idee: Wir haben uns sogar noch ein eigenes aus PET-Flaschen angefertigt. So geht's: Löcher reingebohrt, Stecken durchgesteckt und an einem Kinder-Babyspiel-Bogen angebracht.

43. Einsatz-Idee: HUNDE-SCHRAUB-SPIEL

Piccolino: *Endlich gibt's mal was für Männer in der Demenz-WG! Dieses Spiel habe ich mit den Männern in der WG gespielt, die sind begeistert!*

Tierapeut

Der Hund nimmt bei diesem Schraub-Spiel (B5) eine passive Rolle, die Rolle des Zuschauers, ein, während der Mensch schraubt.

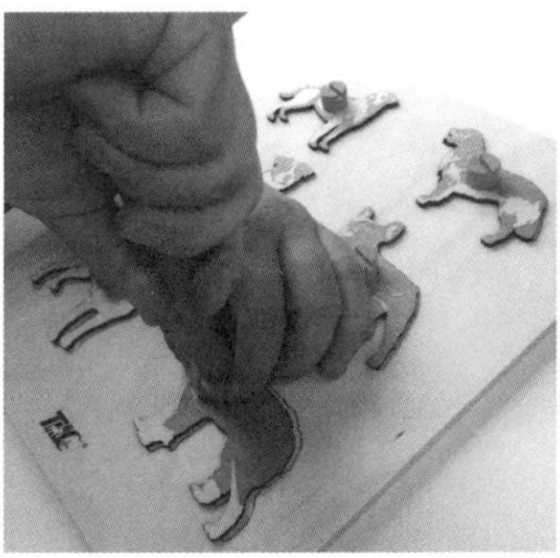

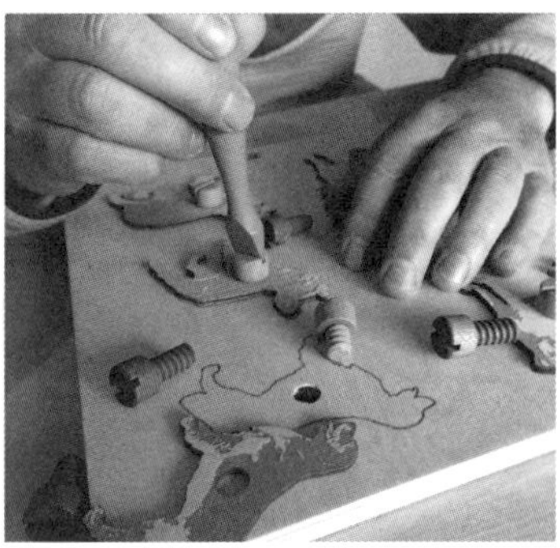

zu Begleitender

Dies ist ein wunderbares Spiel aus Holz, um die Feinmotorik durch das Schrauben zu fordern und zu fördern und dabei in Erinnerungen an Früher zu schwelgen, als man viel am Auto, im Haus, an Möbeln geschraubt hat. Es ist gerade bei Männern ein ganz beliebtes Spiel und Thema.

44. Einsatz-Idee: LECKERLI-KATAPULT

Piccolino: *Das Leckerli-Katapult ist ein riesiger Spaß! Seht ihr, wie ich mit der rechten Pfote fest und schnell runterdrücke? Und wie zack!, das Leckerchen in die Luft fliegt? Das hat mir mein Frauchen gekauft.*

Das ist eine tolle Sache, denn die Menschen, die wir besuchen, legen mir das Leckerli drauf und ich lass es dann durch die Luft fliegen, einfach toll!

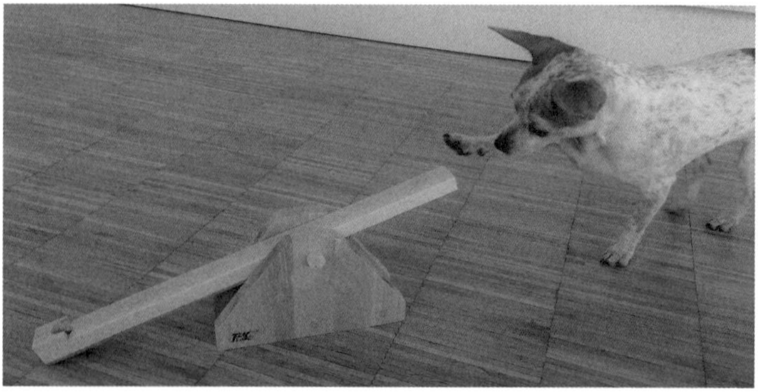

Tierapeut

Der Hund befördert mittels Pfotenschlag das in die Mulde gelegte Leckerli durch den Raum und fängt es im besten Fall.

zu Begleitender

Das Leckerli-Katapult (B5) darf durch den Menschen bedient werden. Er legt das Leckerchen rein und gibt dem Hund das Kommando, auf das Katapult zu drücken, um das Leckerli in die Luft zu befördern.

Zwei Hinweise des Herstellers:

Es eignet sich zudem gut für ängstliche Menschen, welche einen direkten Kontakt zum Hund meiden. Sie können mittels Leckerli-Katapult dem Hund mit einer für sie angenehmen Distanz das Leckerli zukommen lassen. Ähnlich verhält es sich bei Patienten*innen/ Klienten*innen, welche den Hundespeichel auf der Hand nicht ertragen.

Die Trickarbeit: Wird der Hund direkt vor dem Leckerli-Katapult positioniert, so dass er auch weiterhin den Schlegel bedienen kann, ist es möglich, dass sich der Hund das Leckerli selbst ins Maul befördert.
Nun heißt es nur noch: Schnell das Leckerli aus der Luft schnappen!

45. Einsatz-Idee: TEPPICH AUSROLLEN

Piccolino: *Schaut, ich kann meine eigene Decke oder einem Klienten einen „roten Teppich" ausrollen. Das haben wir sogar schon mal zu einem 100. Geburtstag gemacht! Warum ich das so gerne mache? Naja, weil ich in dem eingerollten Teppich immer ein Leckerli finde! Das hat wohl Frauchen vorher hineingelegt.*

Tierapeut

Der Hund lernt für diese Einsatz-Idee, den Teppich oder seine eigene Decke selbst auszurollen. Das ist ganz einfach beizubringen, indem man die ersten Male Leckerchen in die ersten Falten hineinrollt, sodass der Hund durch das Schnüffeln und Suchen nach dem Leckerchen automatisch den Stoff ausrollt.

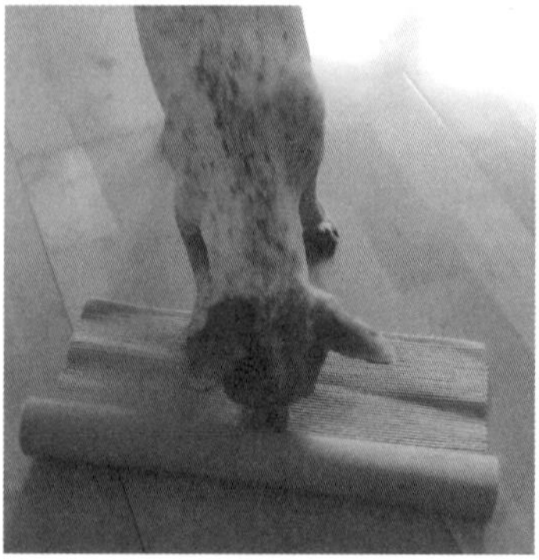

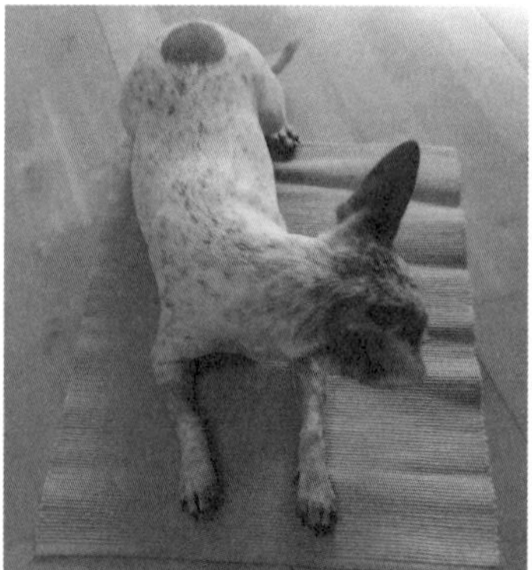

zu Begleitender

Der Mensch darf hier einfach mal nur zuschauen, applaudieren und dann mit Leckerchen und Streicheleinheiten belohnen.

46. Einsatz-Idee: GLÜCKSRAD

Piccolino: *Manchmal darf ich beim Gedächtnistraining, Bingo oder Quiz den Assistenten – oder wie Frauchen sagt „Glücksfee“ – spielen. Dazu drehe ich am Buchstaben- bzw. Zahlenrad …*

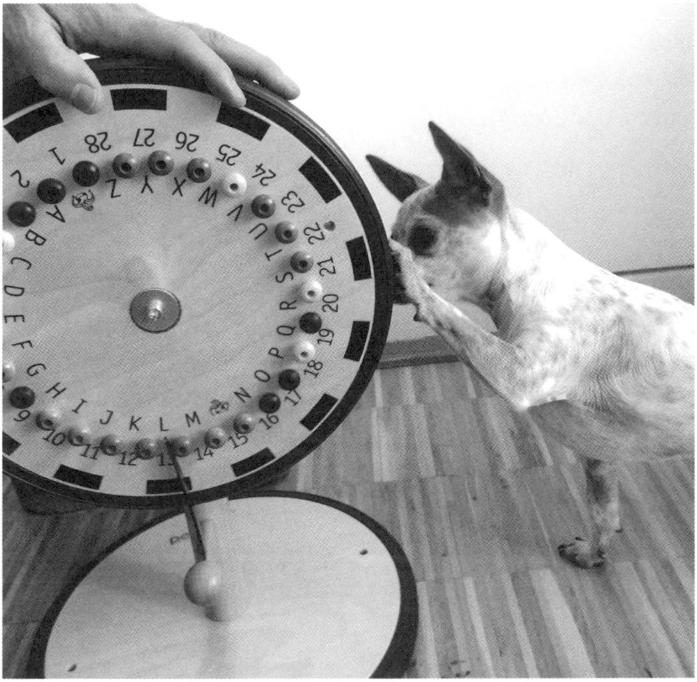

Tierapeut

Der Hund lernt, das Rad auf Kommando zu drehen und kann so als Glücksfee für Bingo, Gedächtnistraining oder auch bei einer Tombola zum Sommerfest eingesetzt werden.

zu Begleitender

Das Rad ist gerade beim Gedächtnistraining sehr vielseitig einsetzbar. Dreht der Hund beispielsweise den Buchstaben „A“, dürfen die Menschen alle Vornamen mit A aufzählen, die ihnen einfallen usw. So kann das Gedächtnis spielend trainiert werden.

Tipp: So ein Glücksrad finden Sie im Therapieversand, inzwischen aber auch im Handel, speziell für tiergestütztes Material.

47. Einsatz-Idee: STECK-SPIELE

Piccolino: *Aus diesem Holzbrett bzw. dieser Leiste darf ich entweder die Holzteile mit der Schnauze herausziehen, um darunter Leckerchen zu finden oder Frauchen dreht es um, damit die Menschen ihre Karten darein stecken können, denn manche Menschen können ihre Karten beim Kartenspiel nicht mehr selbst halten. – Mir gefällt aber dieses Leckerchenspiel unter den Holzteilen viel besser!*

Tierapeut

Der Hund kann die Stecker an der Leiste (B5) herausziehen. Darunter befindet sich entweder ein Leckerchen oder eine Aufgabe für den Menschen oder beides.

zu Begleitender

Der Mensch kann die Leckerchen unter den Steckern verstecken und/oder die Aufgaben, die darin versteckt sind, lösen.

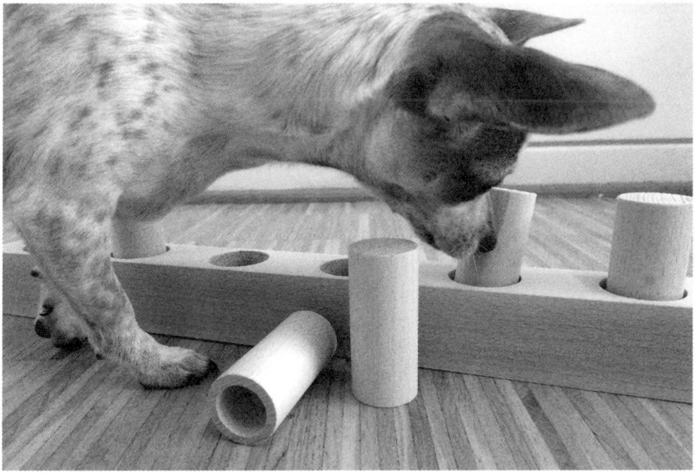

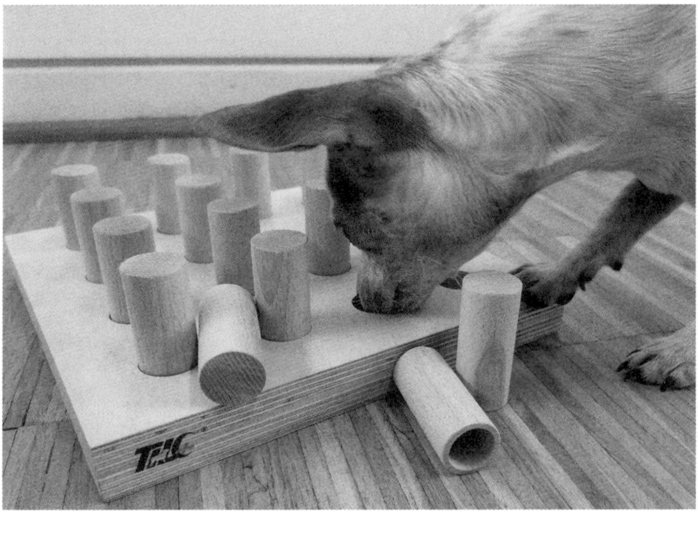

Auch das Steckspiel (B5) auf dem unteren Foto macht mir so viel Spaß! Hier sind viele Leckerlies unter den Holzsteckern, die auf einem Quadrat angebracht sind. Die Stecker hebe ich mit der Schnauze heraus, um an die Leckerlis darunter zu kommen.

48. Einsatz-Idee: PUSTE-STUPS-LEISTE

Piccolino: *Dieses Stupsspiel macht richtig Spaß! Ich stupse den Ball mit meiner Nase hinauf. Das ist gar nicht so einfach, weil bei jeder Zahl eine Mulde ist. Wir spielen dann meist, wer es weiter schafft. – Ich natürlich, ist doch klar!*

Tierapeut

Bei der Puste-Stups-Leiste (B5) kann der Hund die Kugel stupsen.

zu Begleitender

Der Mensch kann ebenfalls die Kugel bewegen, indem er sie hinaufpustet. – Das ist eine hervorragende Pneumonieprophylaxe. Oder er kann sie mit den Fingern hinaufschieben.

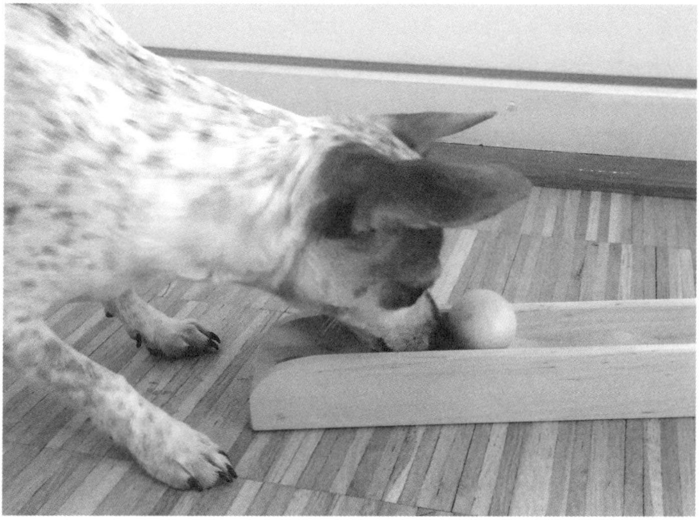

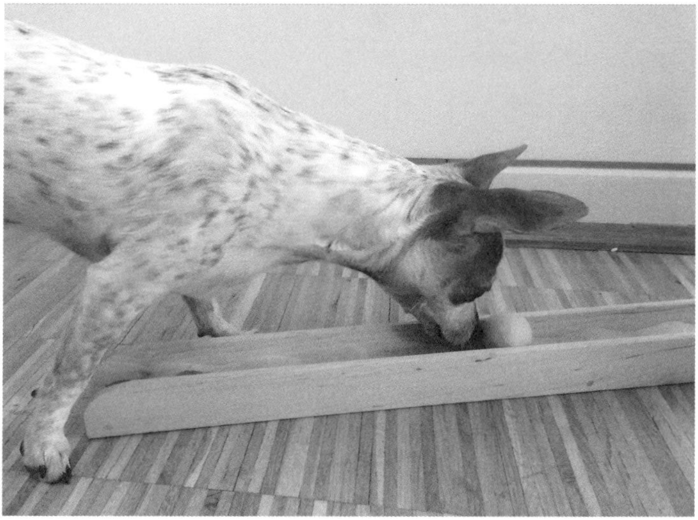

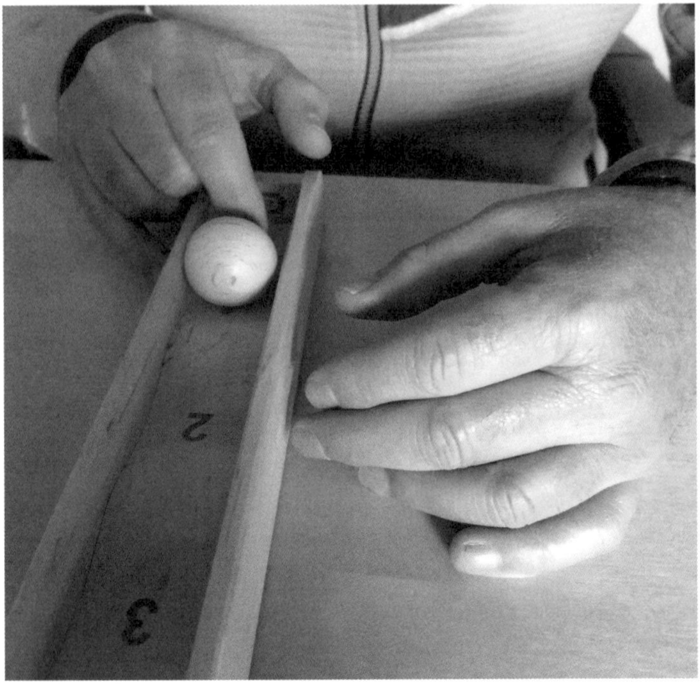

Hinweise des Herstellers:
Bei der Puste-Stups-Leiste kann entweder der Hund die Kugel stupsen oder der Patient*in durch Pusten die Kugel in Bewegung setzen. Besonders in den Bereichen Luftstromdosierung, Kräftigung der orofazialen Muskulatur oder Artikulation kommt die Puste-Stups-Leiste gern zur Anwendung. In Kombination mit Karten oder einem Würfelspiel kann die Leiste als „Würfel" genutzt werden und somit zu einem universellen Material werden.

Handmotorik: Vor allem bei Patienten*innen/ Klienten*innen mit eingeschränkter Handmotorik kann die Puste-Stups-Leiste umfunktioniert werden. In diesem Fall wird die Kugel nicht gepustet, sondern mit den Fingern vorsichtig zur entsprechenden Zahl geschnipst.

49. Einsatz-Idee: HUNDE-PUZZLE

Piccolino: *Bei diesem Puzzle schaue ich einfach mal nur zu, während die Menschen, die wir besuchen, es lösen.*

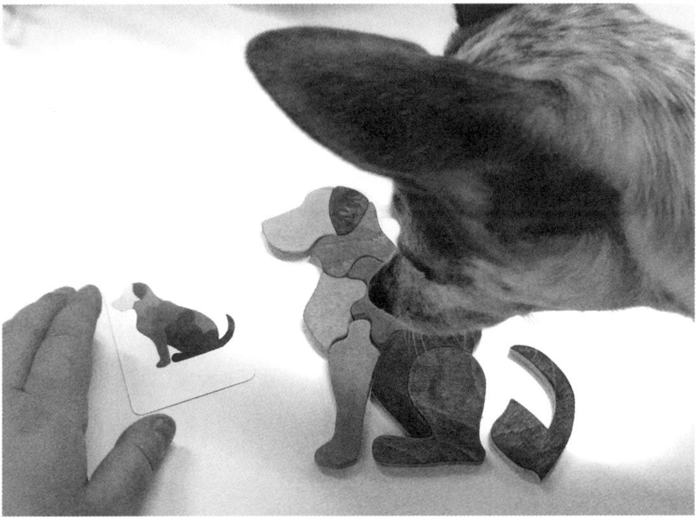

Tierapeut

Beim Puzzle (B5) nimmt der Hund wieder die passive Zuschauer-Rolle ein.

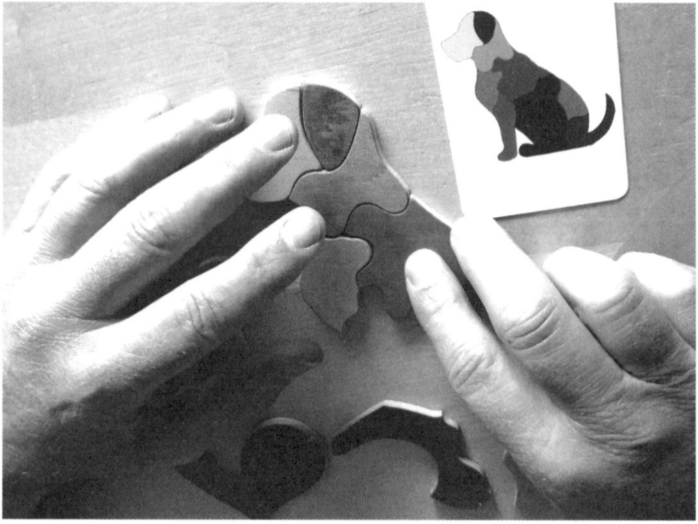

zu Begleitender

Der Mensch kann das Holz-Puzzle aus 10 Teilen zu einem Hund zusammenfügen. Solche Puzzles machen den Teilnehmern immer besonders Freude, egal ob Groß oder Klein – es wird immer mit Spannung bis zur Vervollständigung geknobelt.

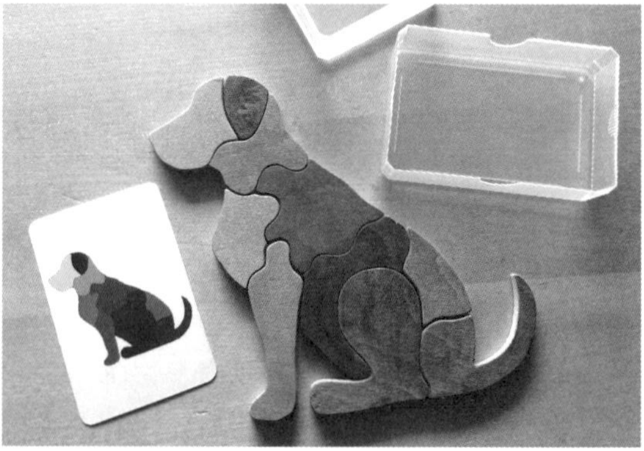

50. Einsatz-Idee: LECKERLIE-AUTOMAT

Piccolino: *Das ist mein Lieblingsspiel, bei dem ich einfach nur mit der Pfote auf den Knopf drücke, damit bei dem großen Gerät Leckerli unten herausfallen. Das habe ich natürlich schnell verstanden. Schwieriger ist es jedoch, wenn Frauchen und die Menschen mir den Knopf, auf den ich drücken soll, und das Gerät, aus dem die Leckerchen kommen, in 2 verschiedene Räume stellen. Aber dann renne ich eben hin und her, hin und her… Das krieg ich locker hin!*

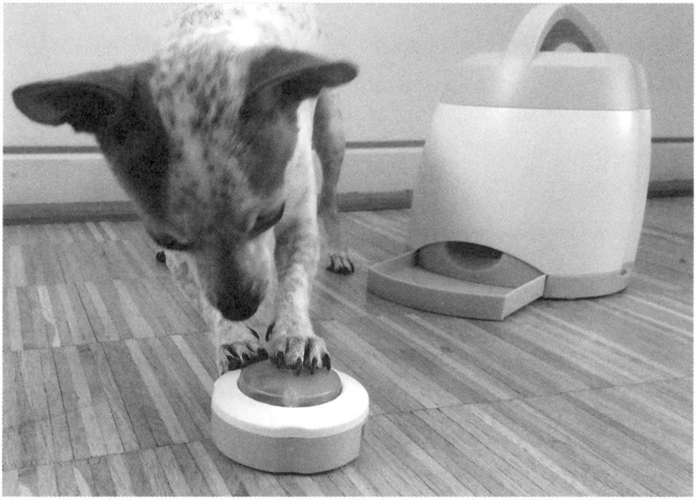

Tierapeut

Der Hund lernt für diese Einsatz-Idee, auf den Knopf des Leckerli-Automaten (B3) zu drücken, um so den Leckerli-Auswurf zu starten.

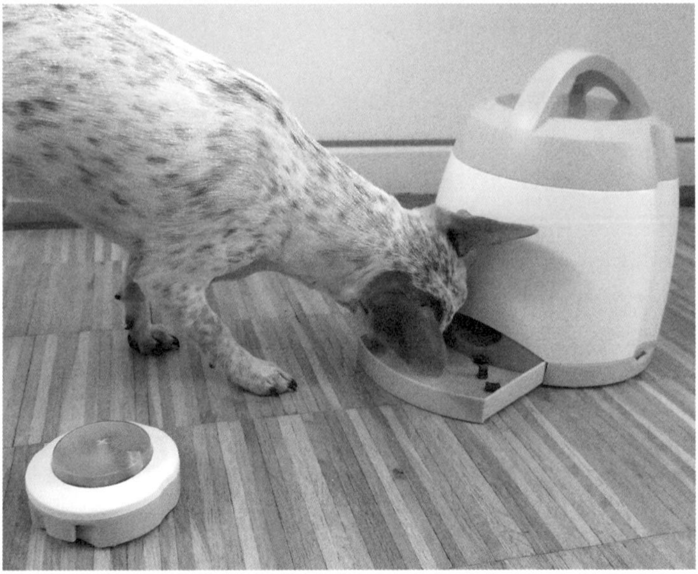

zu Begleitender

Der Mensch nimmt hier eher die passive Zuschauer-Rolle ein, kann aber bestimmen, wo der Knopf platziert wird, auf den der Hund drücken soll.

Tipp: Sobald der Hund den Zusammenhang zwischen drücken und Leckerli-Ausgabe verstanden hat, kann man die Distanz dazwischen erhöhen, beispielsweise den „Drücker" auch in einen anderen Raum stellen, sodass der Hund nach dem Drücken zum Automat hinlaufen muss.

51. Einsatz-Idee: LECKERLIE-ROLLE

Piccolino: *Aus dieser Rolle fallen die Leckerchen nur raus, wenn ich sie mit Schnauze oder Pfote bewege und am Boden rolle... Vorher haben die alte Dame und Frauchen Leckeres was reingetan. Ruckizucki war sie auch schon wieder leer! So schnell konnten die beiden gar nicht schauen.*

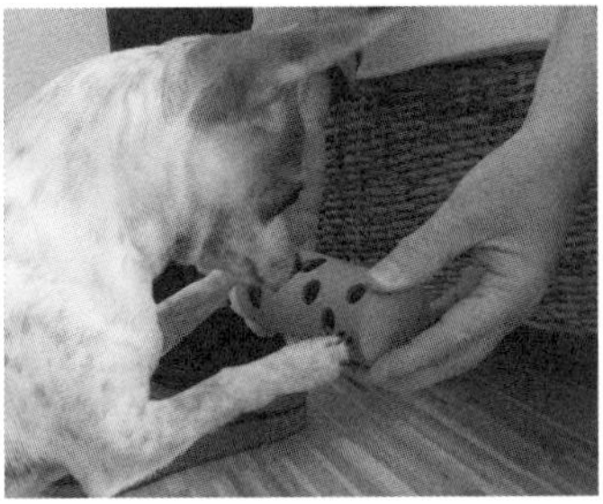

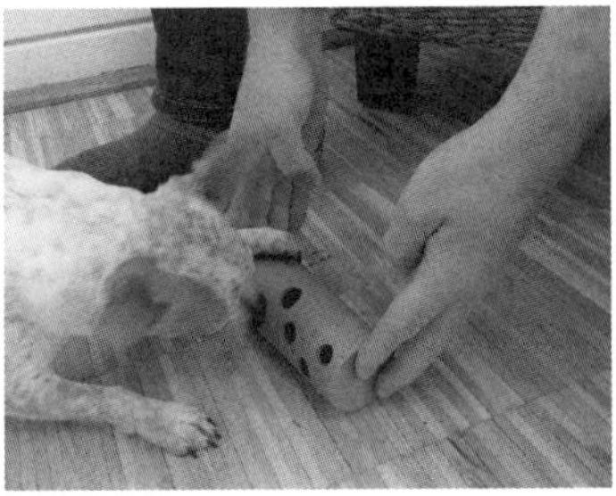

Tierapeut

Der Hund muss die Rolle (B 3) am Boden so bewegen, dass Leckerchen herausfallen. Dazu benötigt er ein wenig Geschick und Geduld.

zu Begleitender

Der Mensch kann die Rolle mit Leckerchen befüllen und sie dem Hund dann am Boden reichen und das Kommando zum Start geben.

DIY-Idee: Nehmen Sie eine Rolle, z.B. von Chips oder einem Poster, machen Sie Löcher rein und schon ist die Leckerchen-Rolle fertig!

52. Einsatz-Idee: „ICH BIN DAS GESCHENK!"

Frauchen erhielt Post per E-Mail:

„Liebe Frau Jettenberger,
über das Internet haben wir von Ihren tollen Hundebesuchen erfahren. Unsere Oma und Uroma wird am Wochenende 99 Jahre. Sie ist noch fit, doch seit Corona wurde sie zunehmend depressiv. Ihr fehlen die sozialen Kontakte, Gemeinschaft, sie fühlt sich stark eingeschränkt. Erst letztens sagte sie, sie wünscht sich eigentlich wieder ein normales Leben zum Geburtstag, sonst brauche sie nichts, nur wieder mehr Kontakte, mehr Lebensfreude… Da dachten wir, wir schenken ihr Besuche von Ihnen mit Piccolino. Könnten Sie uns dafür einen Gutschein ausstellen, den wir ihr am Wochenende zum Geburtstag überreichen können? Sie ist eine große Tierliebhaberin und wir denken, die Kontakte könnten ihre Stimmung wieder verbessern. Vielen Dank!
Wir freuen uns auf ihre Antwort!
Ihre Familie K."

Sogleich machten Frauchen und ich ein Foto von mir, damit die Dame sieht, wie ich aussehe. Und gratuliert haben wir ihr gleich und folgende Zeilen geschrieben:

„Liebe Frau M.!
Herzlichen Glückwunsch zu Ihrem Geburtstag!
Mein Name ist Piccolino, ich bin ein Mischling und gerade mal so groß wie eine Katze. Ich kann viele

Kunststücke, Tricks und werde auch gern gestreichelt. Ihre Kinder und Enkel haben mich gefragt, ob ich Sie mit meinem Frauchen Marion ein-, zweimal pro Woche besuchen wollen würde. Sehr gerne kommen wir Sie besuchen. Wir arbeiten ganz in der Nähe von Ihrem Zuhause. Ein Foto füge ich Ihnen noch bei, damit Sie wissen, wie ich aussehe. Wenn Sie mögen, rufen Sie mich bzw. mein Frauchen einfach an, ob und wann wird das erste Mal zu Besuch kommen dürfen.
Wir freuen uns schon sehr!
Feiern Sie Ihren Geburtstag gebührend, 99 Jahre wird man nicht alle Tage!
Herzliche Grüße und bleiben Sie gesund!
Ihr Piccolino"

Pausen und Ausgleich für Piccolino

Auch, wenn es „nur" nach kuscheln und ein bisschen streicheln aussieht, wenn ich mit Piccolino nach einem Einsatz wieder nach Hause oder ins Büro gehe, ist er wie „erschlagen" und schläft erst einmal. Es sieht zwar alles so einfach aus, ist aber für Piccolino wirklich harte Arbeit. Ob Kunststücke auf Kommando, sich anschmiegen und ruhig liegen auf Kommando, sich auch mal gröber anfassen lassen, z.B. bei Menschen mit Demenz, ständiges Apportieren von irgendwelchen Dingen, „Piccolino hier, Piccolino da" usw. – das ist schon eine Leistung! Dabei beobachte ich ihn sehr genau und kann Unbehagen oder Stress schnell erkennen und eingreifen.

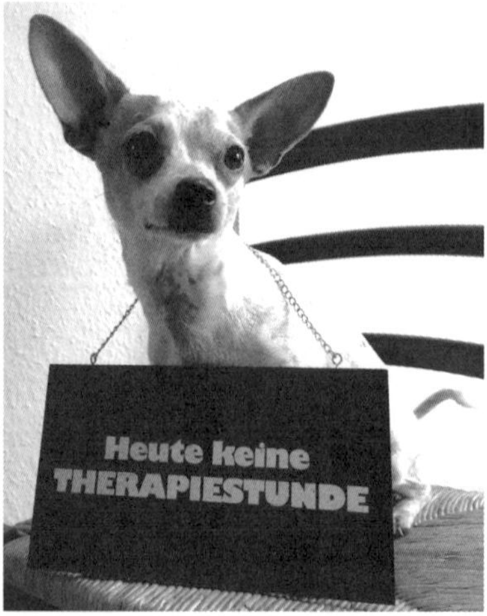

Neben ausreichend Ruhe ist auch ein Ausgleich ganz wichtig, weshalb wir Spaziergänge in der Natur ebenso lieben wie gemeinsames Toben, Zerren, Ball spielen oder die Balkontöpfe aus- und umzubuddeln, schnüffeln usw. So verarbeitet Piccolino die komplexen Emotionen und Eindrücke, die bei so einem Einsatz auf ihn einprasseln.

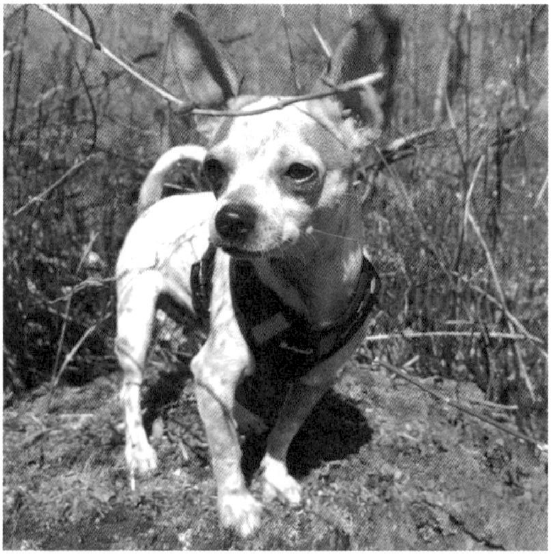

Und doch sind wir immer irgendwie im Einsatz!
„Frauchen sagt, wir sind immer im Dienst! Wie recht sie doch hat! Wir begegnen drei Generationen Frauen: eine junge Frau mit ihrer Mutter und Großmutter. Die Großmutter, im Rollstuhl sitzend, sieht mich, deutet auf mich und schreit: ‚Die Rosi, da ist die Rosi...' Meint die etwa mich? Schwupp, sitz ich schon bei ihr im Schoß, im Rollstuhl. Sie liebkost mich und fragt, warum ich so viel weniger Fell habe, ob man mich rasiert habe... und ist sichtlich gerührt, dass sie mich streicheln und füttern darf. Die Enkeltochter erzählt, die Oma hatte einen kleinen Zwergspitz Namens Rosi, von dem sie in letzter Zeit mit zunehmender Demenz wieder mehr erzählt, dass sie sich erinnert und nun wohl alle kleinen Hunde Rosi sind. Danach durfte ich wieder in der Sonne umherhüpfen, denn heute hab ich ja eigentlich frei!

Für die Auszeiten – auch während des Tages – von Einsatz zu Einsatz hat sich der Rucksack, seine Hütte, als hilfreich erwiesen. Wir sind ja viel von Haus zu Haus, von Einrichtung zu Einrichtung unterwegs. Und dann stelle ich, egal wo wir sind, den Rucksack geöffnet hin und Piccolino hat sogleich seinen Rückzugsort für Pausen, für die er ihn zwischendrin wirklich gerne nutzt.

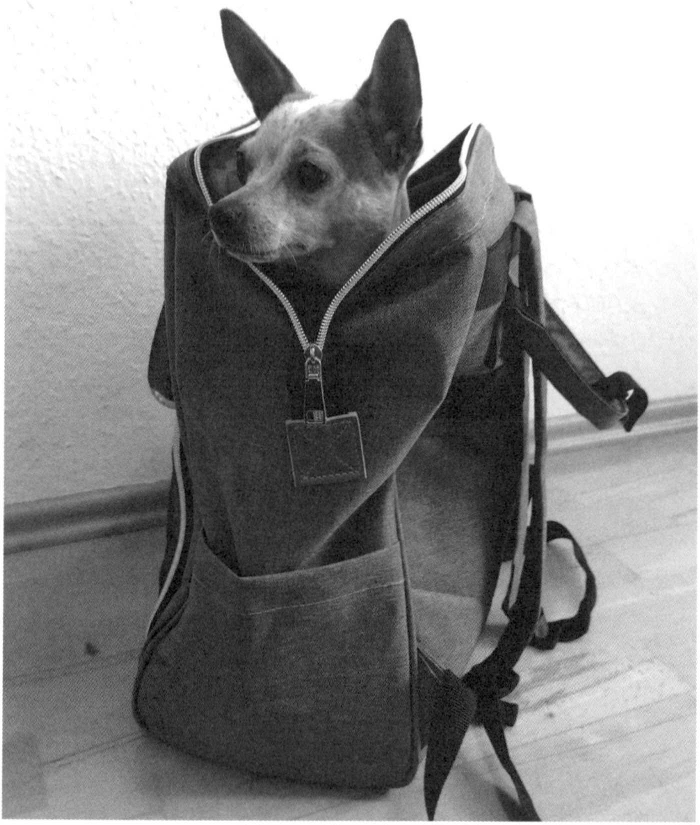

Abschied nehmen

Piccolino: *Manchmal, so wie heute, ist der Mensch, den wir tagelang oder wochenlang besucht haben, einfach nicht mehr da, er ist einfach weg... Der kuschelige Sessel oder das Bett ist leer. Ich schau dann nochmal nach und schnüffle, weil ich es nicht glauben kann. Doch es wird leer bleiben, es wird eine Lücke* *bleiben. Aber Frauchen sagt, das ist leider so. In unserer Arbeit müssen wir uns immer wieder verabschieden und wir müssen uns dann um die, die noch da sind, die zurückbleiben, kümmern.*

Abschied nehmen gehört in unserem palliativen und geriatrischen Fachbereich einfach dazu. Auch Piccolino muss immer wieder Abschied nehmen.

Piccolino: *Herr S. hält seinen Teddybär und mich noch einmal ganz fest. Wer weiß, ob das nicht schon sein Abschied ist... Ich habe mich nochmal schön hingekuschelt. Frauchen zeigte mir genau wo, um nichts von den Medizingeräten durcheinander zu bringen. Dann atmete er gleichmäßig und ruhig.*

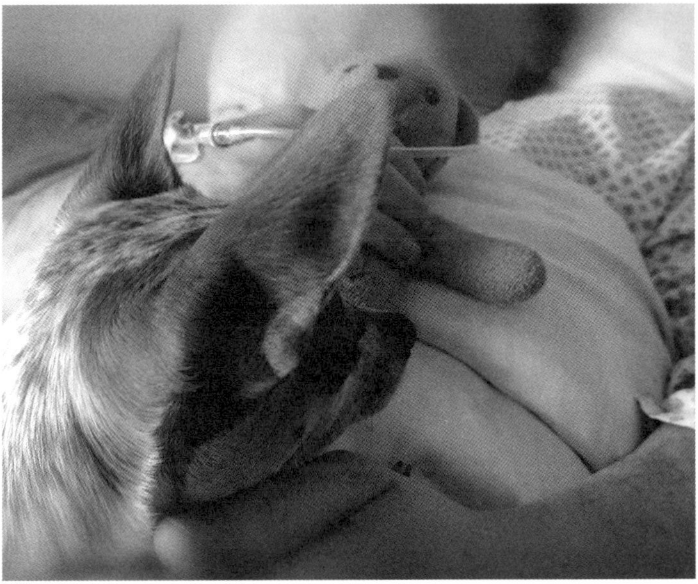

Abschied – Verlust, Tod und Trauer stellen auch für mich immer wieder eine emotionale Herausforderung dar. Ob beruflich oder privat.
Ich möchte ein Beispiel dazu erzählen, bei dem sich der private Schmerz mit meinem Dienst vermischten.

Als mein kleiner Maxl, der Vorgänger von Piccolino, bei einem Autounfall plötzlich ums Leben gekommen ist, hatte er mich bis dahin täglich zur Arbeit begleitet. Mein erster Patient nach dem Unfall war ein älterer schwer erkrankter Mann, der selbst Hundezüchter war und eine besondere Bindung zu Maxl hatte. Als ich in sein Zimmer trat, fragte er natürlich sogleich – an mir vorbeischauend und nach Maxl suchend –, wo denn die kleine weiße „Fußhupe" (er züchtete richtige Hunde, große!) sei, die normal unten an meinen Füßen an mir vorbeirannte und sonst schon schwanzwedelnd an seinem Rollstuhl oder Bett stand.
Ich erzählte von dem blöden Unfall, mit Tränen in den Augen... Aber dabei deutete ich auf meine kleine Tasche, die ich umhatte. Darin lag schlafend Piccolino, knapp 600 Gramm schwer. Herr P. wollte ihn natürlich gleich ansehen und zu sich ins Bett holen. Ich warnte ihn, denn ich wollte doch erst einmal mit ihm Pipi machen gehen, wenn er aufwacht. Doch er nahm ihn zack! zu sich und sagte: „Na und? Ich hab hier doch ne Unterlage drin. Er wäre nicht der einzige, der hier so unter sich mache..."
Wir lachten beide, obgleich dieser intimen und sicherlich nicht einfachen Situation für Herrn P. Die beiden

spielten und zerrten ein bisschen im Bett, bis sie beide erschöpft einschliefen. (Wir schafften es übrigens zwischendrin noch rechtzeitig, Pipi auf die Terrasse zu machen.) Als ich mich wieder auf den Weg machen wollte, extra leise, damit niemand der beiden aufwacht, öffnete Herr P. seine Augen und sagte: „Soll ich dei'm Maxl einen schönen Gruß sagen, wenn ich oben ankomme?" Dabei deutete er nach oben zum Himmel. Ich fragte, ob es denn schon soweit sei. Er meinte nur, dass es nicht mehr lange dauert. Am nächsten Morgen bekam ich einen Anruf, er sei in den frühen Morgenstunden im Kreis seiner Familie eingeschlafen.

Manchmal wissen wir nicht, wie wir mit Tod und Trauer umgehen sollen. Um in diesem Bereich dauerhaft arbeiten zu können, ist es wichtig, einen guten Umgang, z.B. durch Rituale, zu finden. Wir müssen mit Verlust und Abschied gut umgehen können.
Mir hilft beispielsweise:

- dass ich den zu Begleitenden immer im Bewusstsein der Endlichkeit begegne, indem ich jeden in dem Wissen begleite, es könnte der letzte Besuch sein.
- wenn ich Zuhause noch einmal eine Kerze entzünde, innehalte und an die Zeit, die ich mit diesem Menschen hatte, denke.
- wenn ich Namen des Verstorbenen auf einen Stein schreibe, mit Piccolino eine Runde Gassi gehe und

den Stein dann wieder zurück in die Natur gebe, in stillem Gedenken an den, den wir begleitet haben.
- wenn Fotos von Hund und Mensch entstanden sind, sende ich den Angehörigen eine Kondolenzkarte, mit Impressionen aus den Einsätzen.

Es ist wichtig, nicht gleich „zur Tagesordnung zurückzukehren". Seien Sie achtsam mit sich. Verluste machen etwas mit uns – immer – und brauchen ein wenig Zeit, ein Innehalten, um auch dem Abschied und den Tränen einen Raum zu geben. Denn nur so können wir wieder gut weiter begleiten.

Feedback & Dank von An- und Zugehörigen

Besonders berühren mich immer wieder solch positive Rückmeldungen von Angehörigen oder Pflegepersonal, worin sie berichten, dass Senioren plötzlich wieder anfangen zu sprechen oder bettlägerige depressive Bewohner den Wunsch haben wieder aufzustehen, oder Menschen, welche Pflege, Therapien und Aktivitäten verweigert haben, auf einmal wieder mitmachen und teilhaben wollen. Da brauch ich keine Studie mehr, dass Besuche mit Tieren, insbesondere Hunden, heilsam wirken können. Das ist der Lohn unserer Arbeit, dann haben wir das erreicht, was wir bezwecken wollen. Wir erhalten auch immer wieder Zuschriften, in denen sich Menschen für unsere Arbeit bedanken. Solche Zeilen gehen nicht selten „unter die Haut“ und zeigen, was die Besuche alles bewirken.

Dankes-Post von Angehörigen

Diese Dankbarkeit, Anerkennung und Wertschätzung der Familien berührt mich zutiefst, sei es als E-Mail, Foto, Karte, einer Einladung zur Beerdigung, usw. Zwei davon möchte ich hier mit Ihnen teilen.

Liebe Frau Jettenberger,
meine Mutter ist am frühen Samstag Morgen endlich von ihren Leiden befreit worden. Es war so schön, sie noch mal aufblühen zu sehen. Bei jedem Besuch, den Sie bei ihr mit Ihren Hunden waren, war sie für einen kurzen Moment wieder die, wie wir sie lange vor der Erkrankung kannten. Sie gaben ihr bis zuletzt so viel Kraft und Mut, diese schwierige Zeit, diesen schweren Weg zu gehen.
Vielen Dank! Die Tochter von Frau H.
Gerda F.

In nachfolgender E-Mail wird noch einmal mehr klar, wie sehr diese MEDIZIN „Tierbesuch“ wirken kann.

Liebe Frau Jettenberger,
nach Ihrem ersten Besuch bei unserer pflegebedürftigen Mutter wollen wir Ihnen von Herzen danken und darum bitten, dass Sie uns wieder besuchen, denn Zuneigung ist einfach die beste Medizin. Die bedingungslose Freude und

Zuneigung Ihres kleinen Hundes Piccolino und von Ihnen tat nicht nur unserer Mutter so gut, nein, uns allen und gerade auch unserem autistischen (was Sie sicher bemerkt haben) Sohn Maxi, der seine Oma so liebt. Sie hat uns bei der Betreuung von Maximilian so viel unterstützt, wussten wir lange nicht, was mit ihm nicht stimmt. Meine Mutter, Oma, nahm ihn immer bedingungslos an, egal wie schwierig er war. So sind wir nun sehr dankbar, dass Piccolino und Sie ihr diese bedingungslose Zuwendung und Zuneigung am Ende ihres Lebens haben zukommen lassen.
Kommen Sie nächste Woche wieder?
Vielen Dank, Ihre Familie B.

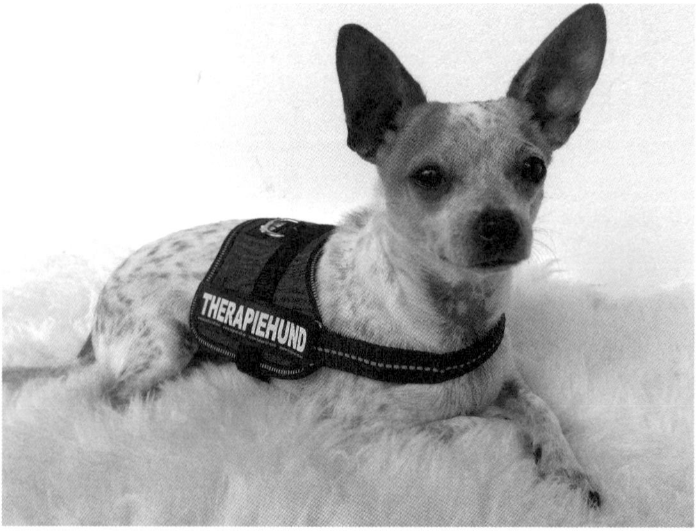

Nachwort

Ein großer DANK geht an all die Menschen, welche Piccolino, seine Vorgänger und ich schon haben begleiten dürfen. Von diesen vielen Begegnungen und Einsätzen bin ich nachhaltig berührt und jede dieser Erfahrungen hat unser Leben bereichert. Viele, ja die meisten dieser Menschen sind inzwischen schon verstorben, leben jedoch in meinem Herzen weiter, durften wir so viel von und mit ihnen, jedem Einzelnen, lernen.

Ein Dank an Steffen Hecker für das wunderschöne Foto von meinen beiden Lieben, Oma und Lu, die beide schon verstorben sind. Danke an Monika, Julia und Magdalena für ihre Unterstützung bei den Fotos sowie ihren vielen Tierapeuten, die zu Modellen wurden. Ein Dank an Christina Wussow von Ernl, Antje Frenzel-Möbius von TILO Plus sowie Monika Windschweif für Ihre Unterstützung mit wertvollem Material.

Der größte Dank gilt meinem Zwerg Piccolino, der mich nach Maxls Tod wieder aufrichtete und durch sein einzigartiges und individuelles Wesen diese vielen unvergesslichen Momente in der tiergestützten Arbeit erst möglich machte. Er hat inzwischen schon so vielen Menschen und mir so viel Freude bereitet! Er musste schon als Mini-Welpe mit zur Arbeit, in allen Seminaren und Schulungen für Maxl direkt einspringen, was ihn zu einem so wunderbaren Begleiter und Tierapeuten hat werden lassen.

Zuletzt möchte ich dem Verlag Manuela Kinzel danken für die Möglichkeit danken, erneut gemeinsam so ein wichtiges Thema zu veröffentlichen. Denn nur so kann ich neben meinen Schulungen die tiergestützte Interaktion noch bekannter machen und dadurch hoffentlich noch viele Menschen für diese wertvolle Arbeit im Haupt- und Ehrenamt mit ihren Samtpfoten begeistern.

Bei Interesse an Schulungen zum Thema schreiben Sie mich gerne direkt an
marionjettenberger@gmail.com

Herzlichst Ihre Marion Jettenberger mit Piccolino

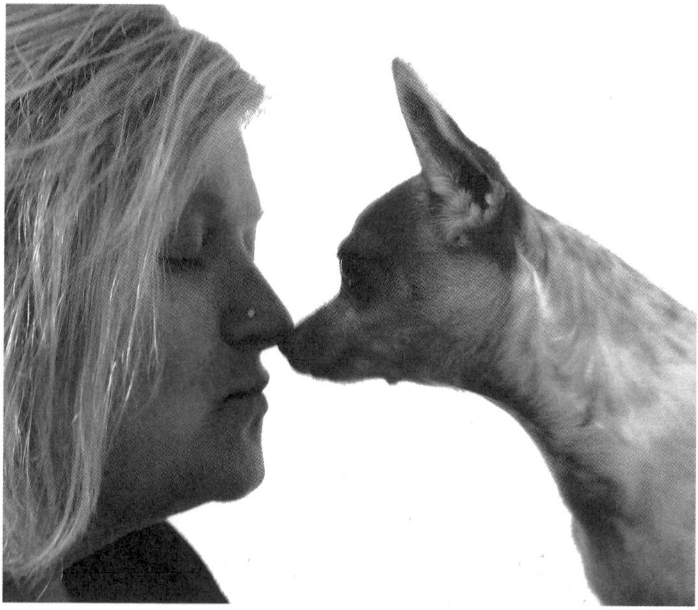

Quellennachweis

(1) https://www.ncbi.nlm.nih.gov/pubmed/11390754
(2) Deutsches Krebsforschungszentrum https://healthcare-in-europe.com/de/news/oxytocin-doppelt-wirksam-gegen-schmerz.html 2016
(3) LESEMAUS, Band 135: Darf ich den Hund streicheln? - So gehst du mit Hunden um. ISBN: 9783551089359
(4) Die 12 goldenen Regeln zum Umgang mit dem Hund zum Download findest du hier https://www.vdh.de
(5) https://www.krankenhaushygiene.de/pdfdata/hm/2017_10_DGKH_Therapiehunde.pdf
Deutsche Gesellschaft für Krankenhaushygiene
E-Mail: info@krankenhaushygiene.de
Internet: www.krankenhaushygiene.de
(6) https://www.lagus.mv-regierung.de/

Abbildungen

Steffen Hecker S.12, Jill Plassonke S. 105 rechts u. S.146 rechts, Monika Poschenrieder S.47,48,49,50,53, Christina Wusserow S.126, u.180 2. Bild mittig, alle restlichen Fotos Privat-Archiv Marion Jettenberger

Bezugsquellen

Mir war es wichtig, die Materialien, mit denen Piccolino und ich arbeiten, nicht nur zu zeigen, sondern auch die Bezugsquellen hier festzuhalten, damit Sie diese, falls Sie sie einsetzen wollen, schnell finden können.

(B1) Das Geschirr ist von der Firma Julius K9, mit verschiedenen Klett-Aufschriften. Sie erhalten diese bei diversen Hundebedarfs-Läden oder direkt bei K9.

(B2) Das Tuch von Nicole Grodon kann individuell beschriftet werden, die Größe wird genau angepasst.

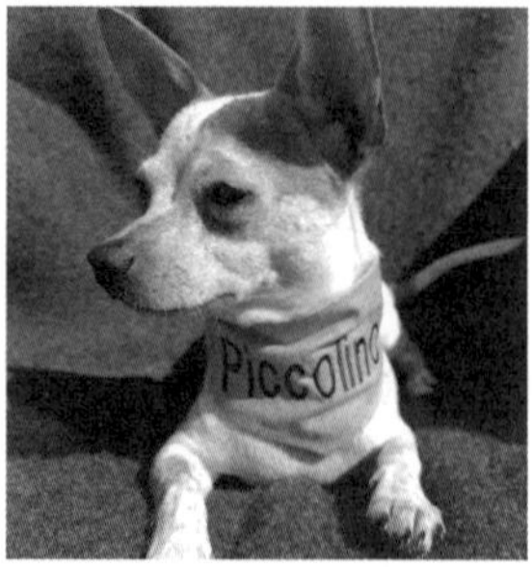

Nähfine

Nicole Grodon

Grodon26@gmail.com

(B3) Von Trixie und findet man im Hundebedarf, z.B. Fressnapf und Futterhaus, oder auch online.

(B4) Ernl-Tasche speziell für Hunde zum Tragen

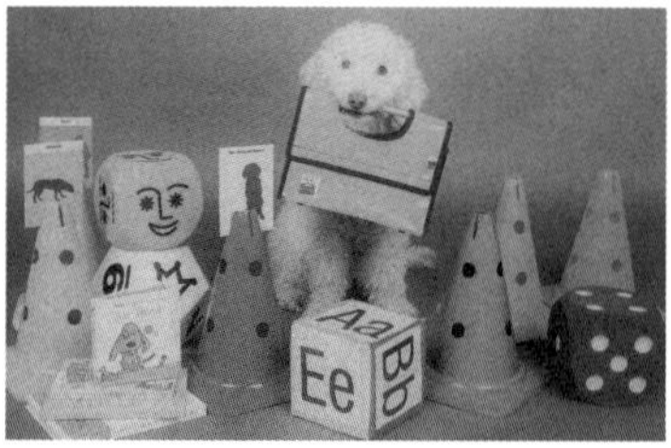

Ernl - Christina Kusserow

Zur Seewisch 13

19067 Dobin am See

OT Flessenow,

Deutschland

fein-schreiben@ernl.de

(B5) Tiergestütztes Material von TILO

TiLo Plus

Antje Frenzel-Möbius

Löbnitzstraße 3

99734 Nordhausen

Telefon: 03631-6514382

tilo-plus@web.de

(B6) **Martina Windschweif**

Material für die Hundgestützte Pädagogik/Therapie

Am Schmachtenberg 21

58636 Iserlohn

m.windschweif@gmx.de

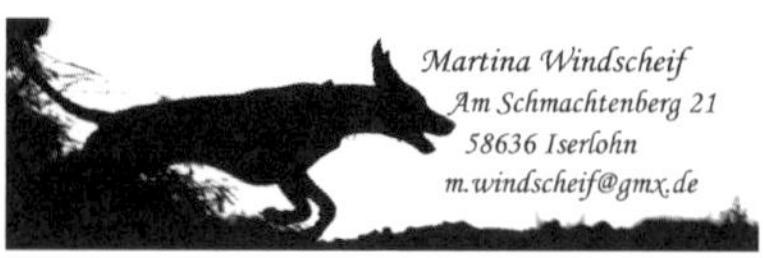

Bereits erschienen

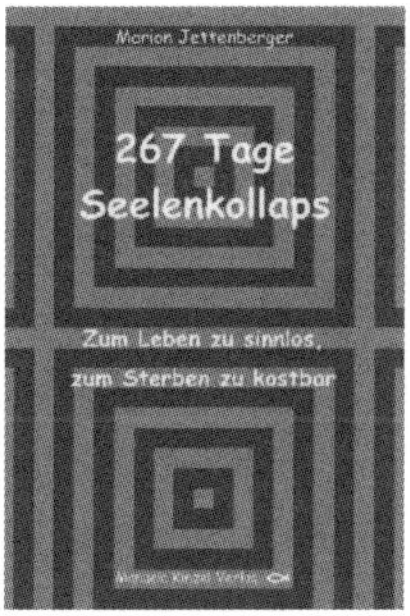

267 Tage Seelenkollaps

Zum Leben zu sinnlos, zum Sterben zu kostbar

von Marion Jettenberger

Die 33jährige Marion führt ein zufriedenes, glückliches und erfolgreiches Leben als junge Künstlerin, Therapeutin und Autorin für Fachbücher und Magazine. Doch eines Tages war sie, nach einer Lebensenttäuschung am Arbeitsplatz, 'wie ausgeknipst'. Diagnose: erst anpassungsgestört, dann depressiv. Ihr Weltbild wackelt. Es beginnen 267 Tage des Kampfes gegen und später mit Depression, Angst, Panik, der Sinnlosigkeit des Lebens.

Taschenbuch, 200 Seiten, 978-3-95544-039-8 * 12,50 €

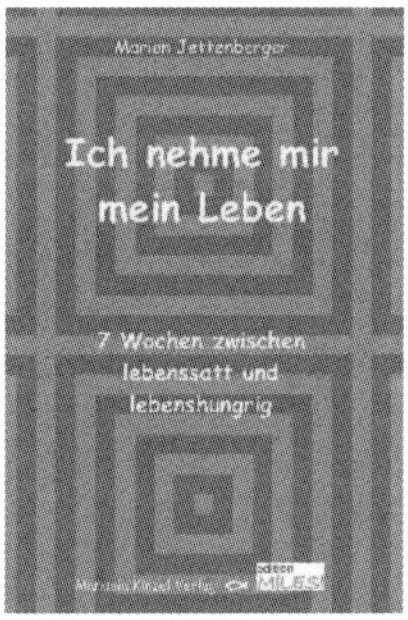

Ich nehme mir mein Leben

7 Wochen zwischen lebenssatt und lebenshungrig

von Marion Jettenberger

Sie schreibt sich Wort für Wort, Zeile um Zeile ihre durchlebte Depression und darauffolgende suizidale Krise förmlich von der Seele. Schonungslos, unverschämt und offen beschreibt sie ihre Erlebnisse, mit dem Ziel, den gesellschaftlichen Vorurteilen, wie beispielsweise „die ist doch bekloppt“, aufzuräumen und für mehr Toleranz gegenüber psychischer Erkrankung aufzurufen. Zeitgleich schenkt sie mit ihrem Erfahrungsbericht vielen Betroffenen eine Stimme und macht ihnen Mut, ihr Leben zu genießen.

Taschenbuch, 108 Seiten, 978-3-95544-898-1 * 9 €

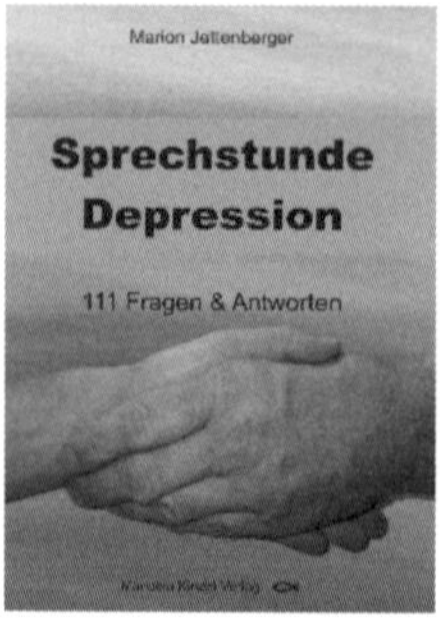

Sprechstunde Depression * *111 Fragen & Antworten*
von Marion Jettenberger

Affektive Störungen werden bis zum Jahr 2020 laut WHO weltweit die zweithäufigste Volkskrankheit sein.
Die Autorin möchte in einfacher Sprache immer wiederkehrende Fragen fachlich und persönlich beantworten und dabei etlichen Irrtümern und Vorurteilen entgegenwirken. Das Buch klärt Betroffene, Angehörige und Interessierte über das Krankheitsbild auf und widmet sich u.a. Fragen zum Verlauf, Ursachen, Symptomen, Schweregrade, Behandlungsmöglichkeiten ...
Taschenbuch, 128 Seiten, 978-3-95544-062-6 * 13 €

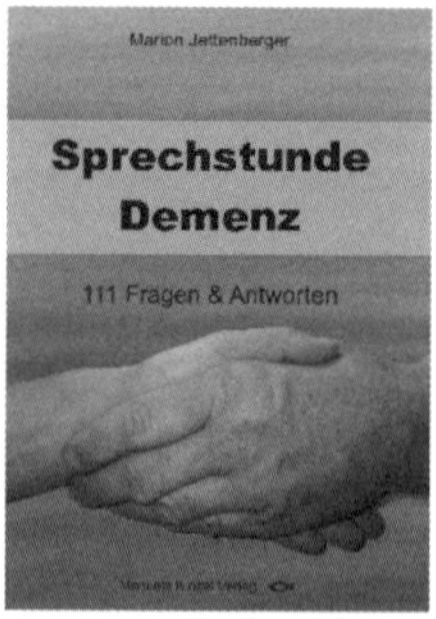

Sprechstunde Demenz * *111 Fragen & Antworten*
von Marion Jettenberger

1,6 Millionen Menschen leiden in Deutschland an Demenz, Tendenz steigend. Das Buch soll Betroffene, Angehörige, Betreuer und Interessierte über das Krankheitsbild Demenz informieren.
Die LeserInnen erhalten einen Überblick über Themen wie Symptomatik, Diagnosestellung, Verlauf, Prognose, Therapieformen, Behandlungsmöglichkeiten und viele praktische Tipps von der erfahrenen Demenzberaterin.
Taschenbuch, 156 Seiten, 978-95544-047-3 * 13 €

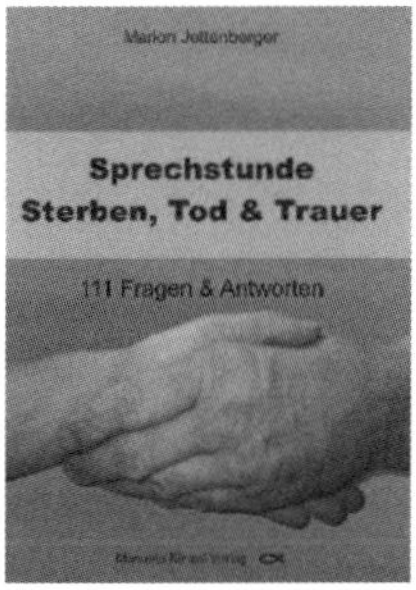

Sprechstunde Sterben, Tod & Trauer
111 Fragen & Antworten
von Marion Jettenberger

Mitten im Leben denkt kaum eine/r an Themen wie Sterben, Tod & Trauer. Die Erkrankung naher Angehöriger oder Freunde konfrontiert uns von jetzt auf gleich mit diesem sensiblen Thema und wirft etliche Fragen auf. Wo bekomme ich Hilfe? Wie regle ich meine letzten Dinge? Wie begleite ich Sterbende? Wie gehe ich mit der eigenen Trauer und Trauernden um? Bis hin zu Fragen rund um Vollmacht, Testament, Trauerfeier und Beerdigung. Die Autorin beantwortet 111 Fragen aus ihrer täglichen Beratungstätigkeit als erfahrene Trauer- und Sterbebegleiterin sowie Palliativfachkraft.
Taschenbuch * 122 Seiten, 978-3-95544-071-8 * 13 €

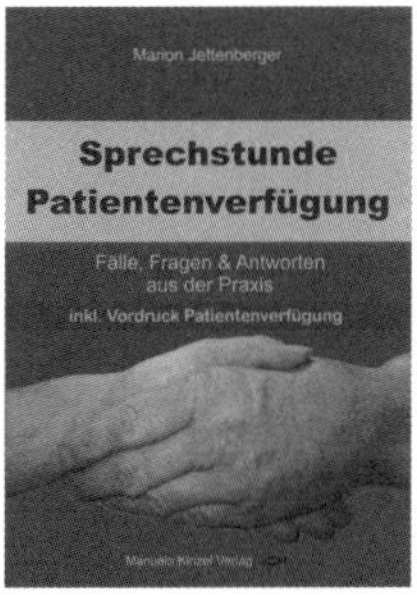

Sprechstunde Patientenverfügung
Fälle, Fragen & Antworten aus der Praxis
von Marion Jettenberger

Immer mehr Menschen machen sich Gedanken zum Thema Patientenverfügung (PV), um für die Situation, in der sie Entscheidungen über medizinische Behandlungen nicht mehr selbst treffen können, den eigenen Willen in einer PV niedergeschrieben wissen. Das beruhigt den Verfasser und entlastet die An- und Zugehörigen immens. Das Erstellen einer PV wirft jedoch viele Fragen, Emotionen, Unsicherheiten auf. Das Buch informiert umfassend, zeigt Vorteile, Risiken, Stolperfallen auf, fördert eine Reflexion mit der eigenen Endlichkeit und ist Hilfe beim Verfassen der PV.
Taschenbuch * 148 Seiten * 978-3-95544-135-7 * 14 €

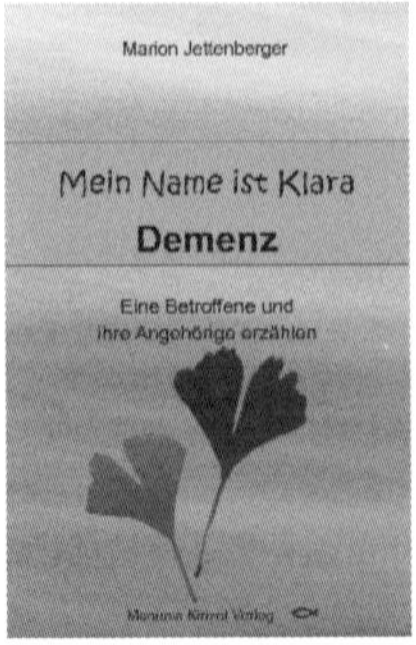

Mein Name Klara * Demenz * Eine Betroffene und ihre Angehörige erzählen

von Marion Jettenberger

Zwei Stimmen erzählen. Zuerst berichtet Klara aus ihrem Leben mit beginnender Demenz, solange sie noch schreiben und erzählen kann. Klara nimmt uns mit in ihre Welt, sodass ein Einfühlen in die Gefühlswelten von Demenzerkrankten möglich wird. Irgendwann übernimmt ihre Tochter aus Sicht der Angehörigen. So können wir am Lebensweg ihrer Mutter bis in die fortgeschrittene Demenz teilhaben. Nummern im Text verweisen auf den zweiten Teil des Buches, in dem Sie zahlreiche fachliche Erklärungen, Tipps für sich oder andere Menschen finden.
Taschenbuch * 254 Seiten * 978-3-95544-092-3 * 15

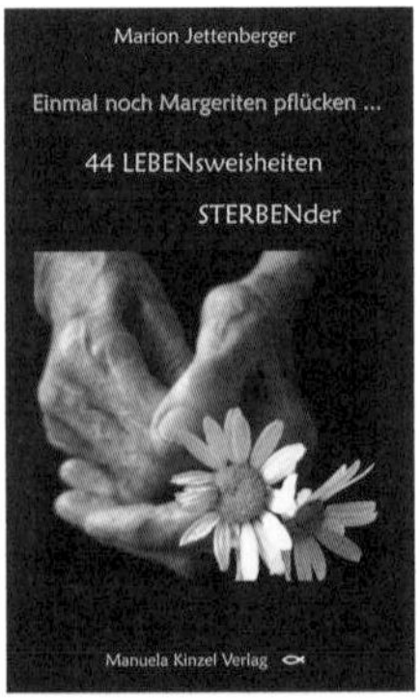

Einmal noch Margeriten pflücken ...
44 LEBENsweisheiten STERBENder

von Marion Jettenberger

Zum Glück ist unser aller Leben end-lich, denn erst diese Begrenzung macht uns bewusst, wie kostbar es ist. Sich mit dem Tod auseinanderzusetzen, hilft uns dabei, unser Leben nicht endlos und als selbstverständlich hinzunehmen, sondern es bewusst zu gestalten. Die Autorin begegnet im ambulanten Hospizdienst täglich Schwerstkranken und Sterbenden. Sie hört bis zum letzten Atemzug zu, lauscht, was diese weisen Menschen am und aus dem Pflege- oder Sterbebett mitzuteilen haben. Diese Botschaften, kostbare, eindrückliche Weisheiten, wurden hier Buch zu 44 Lebensweisheiten.
Taschenbuch * 248 Seiten * 978-3-95544-122-7 * 15 €